123 **PRAKTISCHE FRAGEN**
124 Sozialrechtliche Fragen – finanzielle Absicherung im Krankheitsfall
130 Für die Angehörigen und Freunde – mitbetroffene Helfer
134 Wenn Eltern krebskrank werden – Kinder informieren

138 **ANHANG**
138 **Hilfreiche Adressen**
140 **Register**

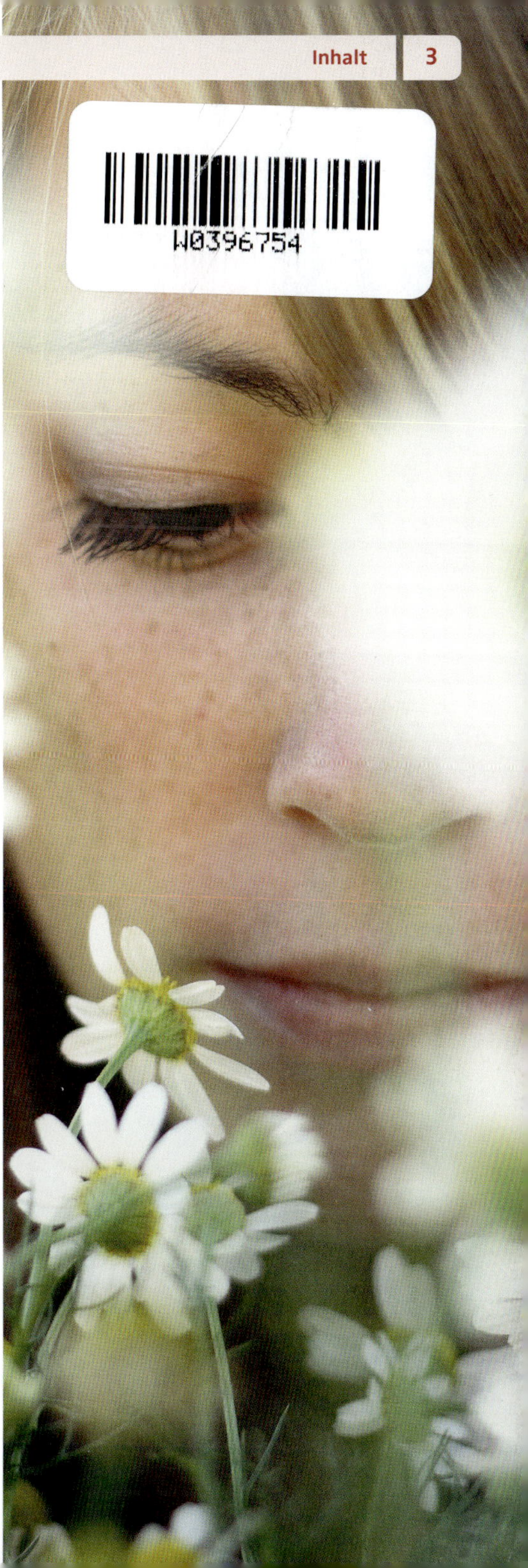

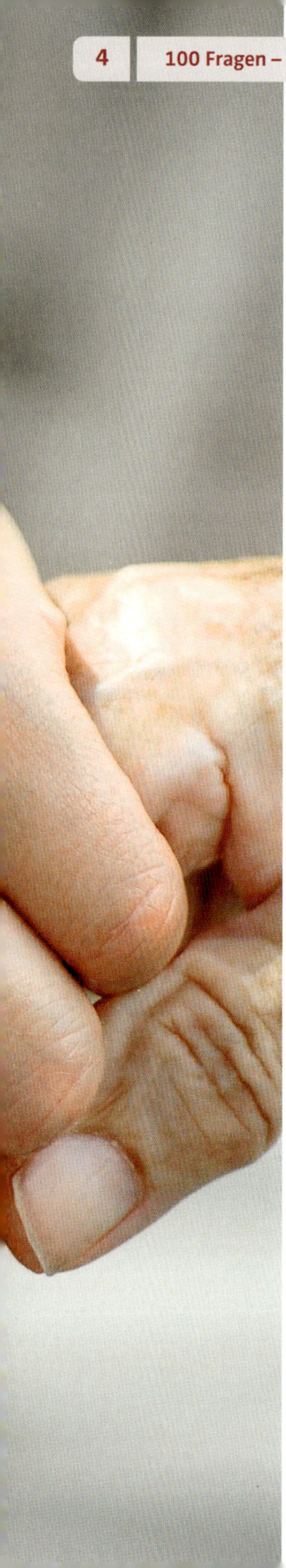

100 FRAGEN – ÜBERBLICK

Vor der Diagnose

Krebs verstehen – ein paar Grundlagen

1. Was ist Krebs überhaupt?
2. Wie häufig tritt Krebs auf? Welches sind die häufigsten Krebsarten?
3. Was weiß man über die Ursachen von Krebs?
4. Kann man Krebs vererben?
5. Bin ich an meiner Erkrankung selbst schuld?

Vor der Diagnose – der Verdacht

6. Mein Arzt hat mir gesagt, es bestünde der Verdacht, dass ich Krebs habe. Wie geht es jetzt weiter?
7. Welche weiterführenden Untersuchungen sollen Klarheit bringen?
8. Bis diese Untersuchungen beendet sind, dauert es doch eine ganze Weile. Wenn ich nun wirklich Krebs haben sollte – wächst der Tumor in der Zeit nicht weiter?
9. Was kann ich tun, um die Wartezeit bis zum Befund besser zu bewältigen?
10. Ich habe jetzt den Termin für das entscheidende Arztgespräch. Wie kann ich mich darauf vorbereiten?
11. Kann ich mich auf die Untersuchungsergebnisse wirklich verlassen?

Die Behandlung

Der Verdacht hat sich bestätigt – die Diagnose

12. Wie schnell muss ich mit der Behandlung beginnen?
13. Wie finde ich das richtige Krankenhaus?

ISABELL-ANNETT BECKMANN

Krebs verstehen – Krebs überstehen

Das muss ich wissen. Das muss ich nachfragen
100 wichtige Fragen und 100 zuverlässige Antworten
Mit Checklisten für jede Phase der Erkrankung

humboldt

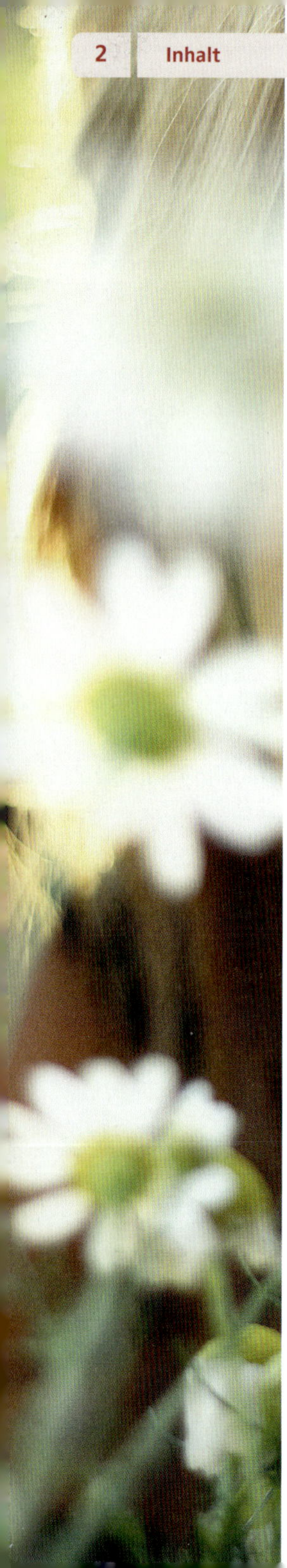

4 **100 FRAGEN – ÜBERBLICK**

10 **VORWORT**

13 **VOR DER DIAGNOSE**
14 Krebs verstehen – ein paar Grundlagen
20 Vor der Diagnose – der Verdacht

29 **DIE BEHANDLUNG**
30 Der Verdacht hat sich bestätigt – die Diagnose
34 Diagnose Krebs – der Behandlungsplan
43 Die verschiedenen Behandlungsmöglichkeiten – Bewährtes und Neues
84 Wenn Heilung nicht mehr möglich ist – Lebensqualität erhalten
90 Klinische Studien – von neuen Erkenntnissen profitieren

95 **NACH DER BEHANDLUNG**
96 Nach der Primärtherapie – wie geht es weiter?
100 Leben mit Krebs – was kann ich selbst für mich tun?
111 Nachsorgetermine – ein Damoklesschwert?
116 Auch die Seele leidet – Unterstützung finden

Diagnose Krebs – der Behandlungsplan

14. Welche vorbereitenden Untersuchungen werden in der Klinik vorgenommen?
15. Wie wird meine Behandlung festgelegt?
16. Kann ich mit entscheiden, wie ich behandelt werden möchte?
17. In meinem Krankenhaus wird „nach Leitlinien" behandelt. Was bedeutet das?
18. Ich kann die ärztliche Leitlinie nachlesen, aber ich verstehe sie nicht. Gibt es auch allgemeinverständliche Fassungen?
19. Bei mir wurde Krebs diagnostiziert und ich soll demnächst mit meiner Therapie beginnen. Ich bin aber noch jung und möchte später gerne Kinder haben. Wird sich die Behandlung darauf auswirken?

Die verschiedenen Behandlungsmöglichkeiten – Bewährtes und Neues

20. Welches sind die Standardbehandlungen bei Krebs?
21. Wann wird operiert?
22. Welche Risiken bringt eine Operation mit sich?
23. Welche Nebenwirkungen kann eine Operation haben?
24. Wie wirkt eine Chemotherapie?
25. Wann wird eine Chemotherapie angewandt? Wirkt eine Chemotherapie bei jeder Krebsart?
26. Was ist eine Hochdosis-Chemotherapie?
27. Wie wird eine Chemotherapie verabreicht?
28. Woher weiß der Arzt, welche Dosis bei der Chemotherapie für mich richtig ist?
29. Auf welche Nebenwirkungen muss ich mich bei einer Chemotherapie einstellen? Und was kann ich dagegen tun?
30. Muss ich für die Chemotherapie ins Krankenhaus?
31. Wann wird eine Strahlentherapie angewandt?
32. Wie wirkt eine Strahlentherapie?
33. Gibt es verschiedene Bestrahlungsverfahren?
34. Wie wird eine Strahlentherapie verabreicht?

35. Muss das Bestrahlungsfeld jedes Mal neu eingerichtet werden?
36. Was ist, wenn ich mich während der Bestrahlung bewege? Dann treffen die Strahlen doch auf einen anderen Körperbereich und können dort Schaden anrichten.
37. Woher weiß der Arzt, welche Strahlendosis für mich richtig ist?
38. Auf welche Nebenwirkungen muss ich mich bei einer Strahlentherapie einstellen? Und was kann ich dagegen tun?
39. Muss ich für die Strahlentherapie ins Krankenhaus? Vielleicht auch, weil ich für andere Menschen eine gefährliche Strahlenquelle bin?
40. Was ist eine Hormontherapie und wie wirkt sie?
41. Bei welchen Krebsarten kommt eine Hormontherapie in Betracht?
42. Wie lassen sich die Hormone unterbinden?
43. Welche Nebenwirkungen kann eine Hormontherapie haben? Und was kann ich dagegen tun?
44. Ich habe von einer „gezielten Therapie" mit neuen Medikamenten gehört. Was hat es damit auf sich?
45. Ich habe gehört, dass bei manchen Krebsarten zunächst gar nicht behandelt wird. Warum nicht? Und woher weiß der Arzt, wann doch mit einer Therapie begonnen werden muss?
46. Mein Arzt hat mir geraten, abzuwarten, doch auf Dauer belastet mich das sehr. Kann ich verlangen, dass ich doch behandelt werde?
47. Ich bin immer bleiern müde, obwohl ich eigentlich genug schlafe. Woran kann das liegen?
48. Kann man Fatigue behandeln?
49. Ich habe Angst vor starken Schmerzen. Womit muss ich rechnen? Und was kann man dagegen tun?
50. Ich möchte selbst etwas zu meiner Behandlung beitragen – was kann ich tun?
51. Was ist allgemein von alternativen Verfahren zu halten? Und gibt es bei diesen Verfahren Risiken?
52. Soll ich meinen behandelnden Arzt informieren, dass ich ergänzende Verfahren in Anspruch nehmen möchte?
53. Wer übernimmt die Kosten für solche Behandlungen?

Wenn Heilung nicht mehr möglich ist – Lebensqualität erhalten

54. Meine Erkrankung ist fortgeschritten, mein Arzt hat mir die Behandlung auf einer Palliativstation empfohlen. Was ist das?
55. Wer betreut mich zu Hause, wenn ich aus der Palliativstation entlassen worden bin?
56. Wer übernimmt die Kosten für die palliative Behandlung?
57. Was versteht man unter einem Hospiz?
58. Welche Formalitäten sind für die Aufnahme notwendig? Wer übernimmt die Kosten für den Hospizaufenthalt?
59. Wie finde ich eine Palliativstation oder ein Hospiz in meiner Nähe?

Klinische Studien – von neuen Erkenntnissen profitieren

60. Was sind klinische Studien?
61. Wer kann an einer Studie teilnehmen? Und wie erfahre ich, ob es für meine Erkrankung eine klinische Studie gibt?
62. Welche Vorteile haben klinische Studien?
63. Welche Risiken haben klinische Studien?
64. Welche Pflichten habe ich, wenn ich an einer klinischen Studie teilnehme?
65. Kann ich meine Einwilligung im Zweifel rückgängig machen?

Nach der Behandlung

Nach der Primärtherapie – wie geht es weiter?

66. Mein Arzt hat mir eine AHB empfohlen – was ist das und wie bekomme ich eine AHB?
67. Bei den Anträgen fühle ich mich im Augenblick überfordert. Wer kann mir helfen?
68. Wie finde ich die „richtige" Nachsorgeklinik?
69. Muss ich bestimmte Voraussetzungen erfüllen?
70. Wer bezahlt die Anschlussheilbehandlung?

Leben mit Krebs – was kann ich selbst für mich tun?

71. Ich bin wieder zu Hause und möchte selbst etwas für mich tun. Welche Möglichkeiten habe ich?
72. Kann ich mit einer besonderen Ernährung zu meiner weiteren Genesung beitragen?
73. Wie finde ich einen qualifizierten Ernährungsberater, der mich unterstützen kann? Wer übernimmt die Kosten für diesen Ernährungsberater?
74. Kann ich nach einer Krebsbehandlung wieder Sport machen? Und wann darf ich damit beginnen?
75. Welche Sportarten sind besonders geeignet?
76. Gibt es Trainer oder Vereine, die sich auf krebskranke Menschen spezialisiert haben?
77. Wie finde ich einen solchen zertifizierten Verein?
78. Die Krankheit wirkt sich auf mein Bedürfnis nach körperlicher Nähe und Sex aus. Wird sich das wieder ändern und wie soll ich damit umgehen?

Nachsorgetermine – ein Damoklesschwert?

79. Warum ist Nachsorge wichtig?
80. Welcher Arzt übernimmt die Nachsorge? Und was ist, wenn ich umziehe?
81. Wie oft finden Nachsorgeuntersuchungen statt und was wird bei der Nachsorge gemacht?
82. Bei mir werden die Tumormarker gemessen. Was versteht man darunter?
83. Ich habe vor jedem Nachsorgetermin Angst. Wie werde ich damit fertig?
84. Und wenn ich nicht mehr zur Nachsorge gehen möchte?

Auch die Seele leidet – Unterstützung finden

85. Was kann ich tun, um mit der seelischen Belastung fertig zu werden?
86. Was bedeutet psychoonkologische Betreuung?

87. Wo bekomme ich psychoonkologische Hilfe und wie finde ich Beratungsstellen?
88. Wie lange dauert eine psychoonkologische Unterstützung?
89. Wer übernimmt die Kosten für die psychoonkologische Hilfe?
90. Was kann ich von einer Selbsthilfegruppe erwarten?
91. Wie kann ich Kontakt zu Selbsthilfegruppen aufnehmen?

Praktische Fragen

Sozialrechtliche Fragen – finanzielle Absicherung im Krankheitsfall

92. Die Therapie einer Krebserkrankung kostet viel Geld. Übernimmt meine gesetzliche Krankenkasse alle Behandlungskosten?
93. Ich bin finanziell nicht so gut gestellt. Kann ich für die Zuzahlungen eine Sonderregelung bekommen?
94. Welche sonstigen finanziellen Hilfsmöglichkeiten gibt es?
95. Ich habe gehört, Krebspatienten können einen Schwerbehindertenausweis bekommen. Welche Vorteile habe ich davon?
96. Ich möchte wieder berufstätig sein, kann aber noch nicht wieder ganze Tage arbeiten. Was kann ich tun?

Für die Angehörigen und Freunde – mitbetroffene Helfer

97. Wie kann ich als Angehöriger oder Freund den Kranken unterstützen?

Wenn Eltern krebskrank werden – Kinder informieren

98. Soll ich meinem Kind sagen, dass ich Krebs habe?
99. Was kann ich für mein Kind tun, wenn ich im Krankenhaus bin?
100. Ich bin alleinerziehend, und meine Erkrankung ist nicht mehr heilbar. Wie kann ich für mein Kind vorsorgen?

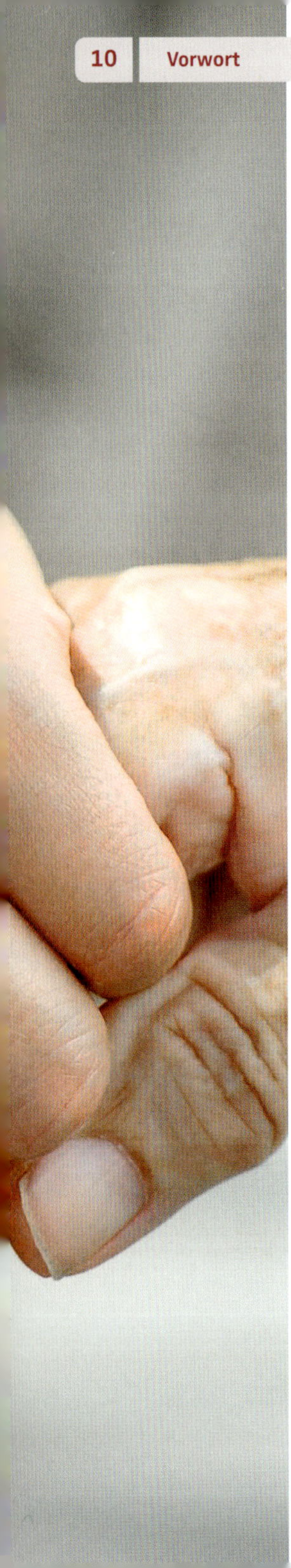

VORWORT

Liebe Leserin, lieber Leser!
„Sie haben Krebs.“ Wenn Sie diesen Satz von Ihrem Arzt bereits gehört haben, dann wissen Sie, dass danach nichts mehr ist, wie es vorher war. Vielleicht steht aber auch erst der Verdacht im Raum, dass Sie Krebs haben könnten. Selbst dann hat Ihre Welt sich von einem Augenblick auf den anderen grundlegend verändert. Die Krankheit – für viele immer noch ein Synonym für Leiden und Hoffnungslosigkeit – schiebt sich in Ihren Gedanken unweigerlich und unaufhaltsam immer wieder ganz nach vorn.

Wenn Sie einmal versuchen, ganz sachlich darüber nachzudenken, was Sie über Krebs, seine Ursachen und Behandlung wissen, werden Sie vermutlich merken, dass Sie wenig Konkretes wissen. Sie werden sich daher bemühen, möglichst viel darüber zu erfahren, und Ihre Angehörigen und Freunde möchten Sie dabei sicher unterstützen. Wissen kann Ihnen ein Stück von dem Boden, der Ihnen unter den Füßen weggerutscht ist, zurückgeben.

Bei Ihren Recherchen werden Sie schnell feststellen, dass es scheinbar unendlich viele Informationen über Krebs gibt: Internetsuchmaschinen liefern in Sekundenschnelle Millionen von Ergebnissen, wenn Sie diesen Begriff eingeben; bei der Suche nach Büchern über „Krebs“, erhalten Sie zigtausende Titelvorschläge; in unzähligen Blogs tauschen sich Betroffene über ihre persönlichen Erfahrungen aus. Hier die Spreu vom Weizen zu trennen, seriöse Inhalte zu finden oder solche, die konkret weiterhelfen, ist selbst für erfahrene Menschen schwierig. Wie überflutet und sogar überfordert müssen sich dann Betroffene und ihre Angehörigen fühlen, die mit der Bewertung medizinischer Rechercheergebnisse weniger vertraut sind und sich noch dazu in einer psychischen Ausnahmesituation befinden?!

Ihnen zuverlässige Antworten auf die drängendsten Fragen geben – das ist die Absicht dieses Buches. Weil bei vielen Betroffenen die Unsicherheiten bereits in dem Moment anfangen, wo zunächst nur der Verdacht auf eine Krebserkrankung besteht, befassen sich die ersten Fragen mit der Verdachtsdiagnose. Dann geht es weiter über die verschiedenen diagnostischen Schritte, den Weg durch die Therapien bis hin zu der Zeit nach der Primärtherapie. Schwierige Fragen bei einer nicht mehr heilbaren Krankheit werden ebenso thematisiert wie die Unterstützung durch Angehörige und Freunde und der Aspekt krebskranker Eltern. Schließlich dürfen auch sozialrechtliche Informationen über die finanzielle Absicherung im Krankheitsfall nicht fehlen.

Damit Sie sich möglichst gut orientieren können, ist das Buch in der Frage-und-Antwort-Form gehalten: Ich habe 100 Fragen für Sie zusammengestellt und 100 Antworten darauf gegeben. Dabei sind mir die Fragestellungen sowohl aus persönlicher als auch aus beruflicher Sicht vertraut. Nach jedem Kapitel finden Sie darüber hinaus eine Checkliste. Mit ihrer Hilfe können Sie einschätzen, ob Sie sich zu den verschiedenen Themen schon ausreichend informiert fühlen. Sie sind damit in der Lage, sich optimal auf das Gespräch mit dem Arzt vorzubereiten und ihm gezielt Fragen zu stellen. Diese Checklisten werden Sie auf Ihrem Weg durch die schwierige Zeit der Krebserkrankung begleiten.

Besonders wichtig ist es mir gewesen, Ihnen mit meinen Antworten möglichst viel konkrete Hilfe geben und Unsicherheiten nehmen zu können. Ich hoffe sehr, dass mir das gelungen ist, und wünsche Ihnen alles Gute!

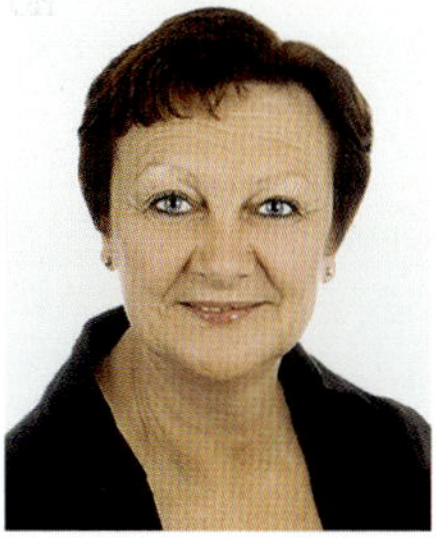

Ihre
Isabell-Annett Beckmann

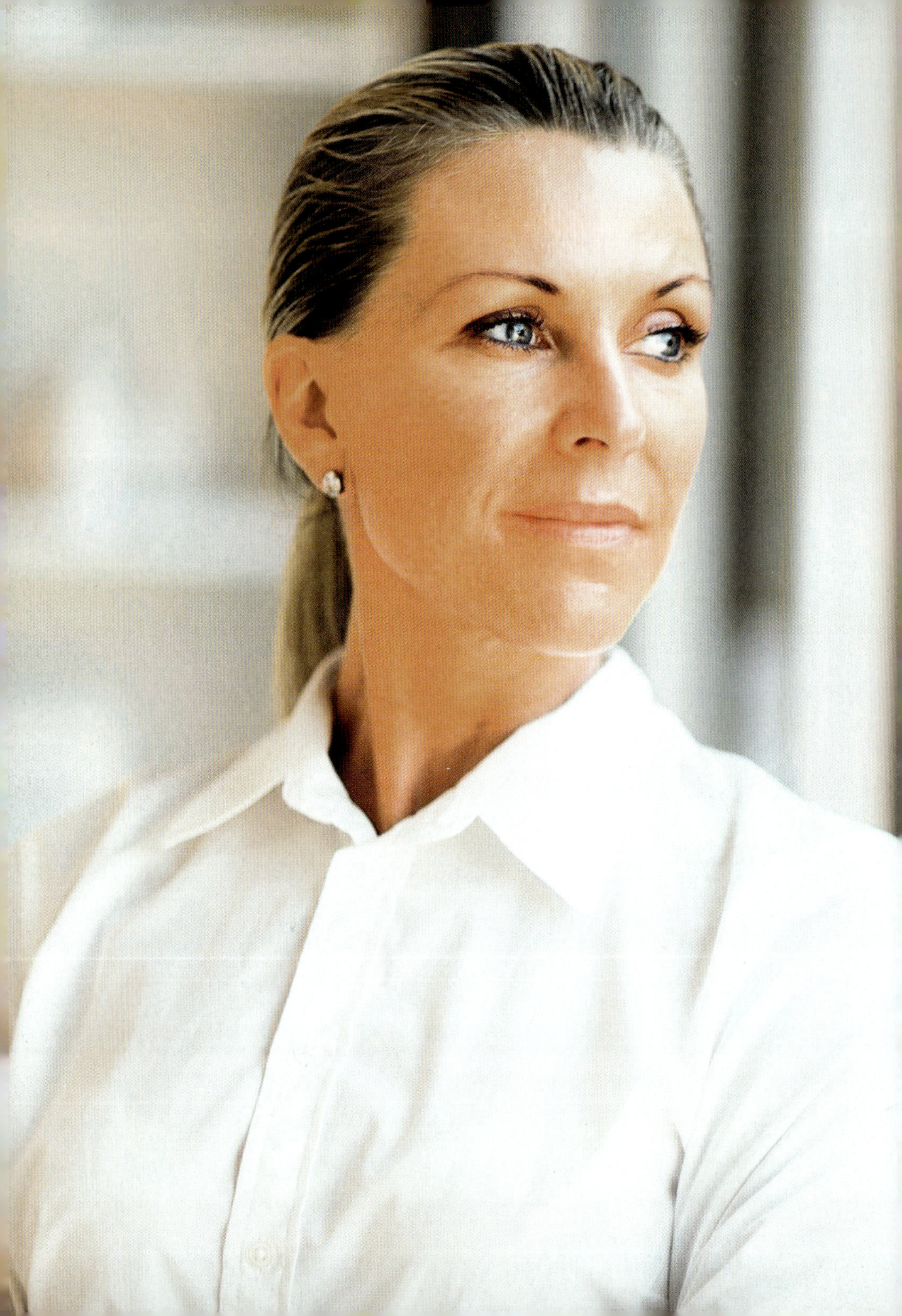

VOR DER DIAGNOSE

Jedes Jahr erhält rund eine halbe Million Menschen in Deutschland die Diagnose Krebs. Viele Ursachen für die Erkrankung sind noch unbekannt. Verschiedene diagnostische Untersuchungen sollen Klarheit bringen.

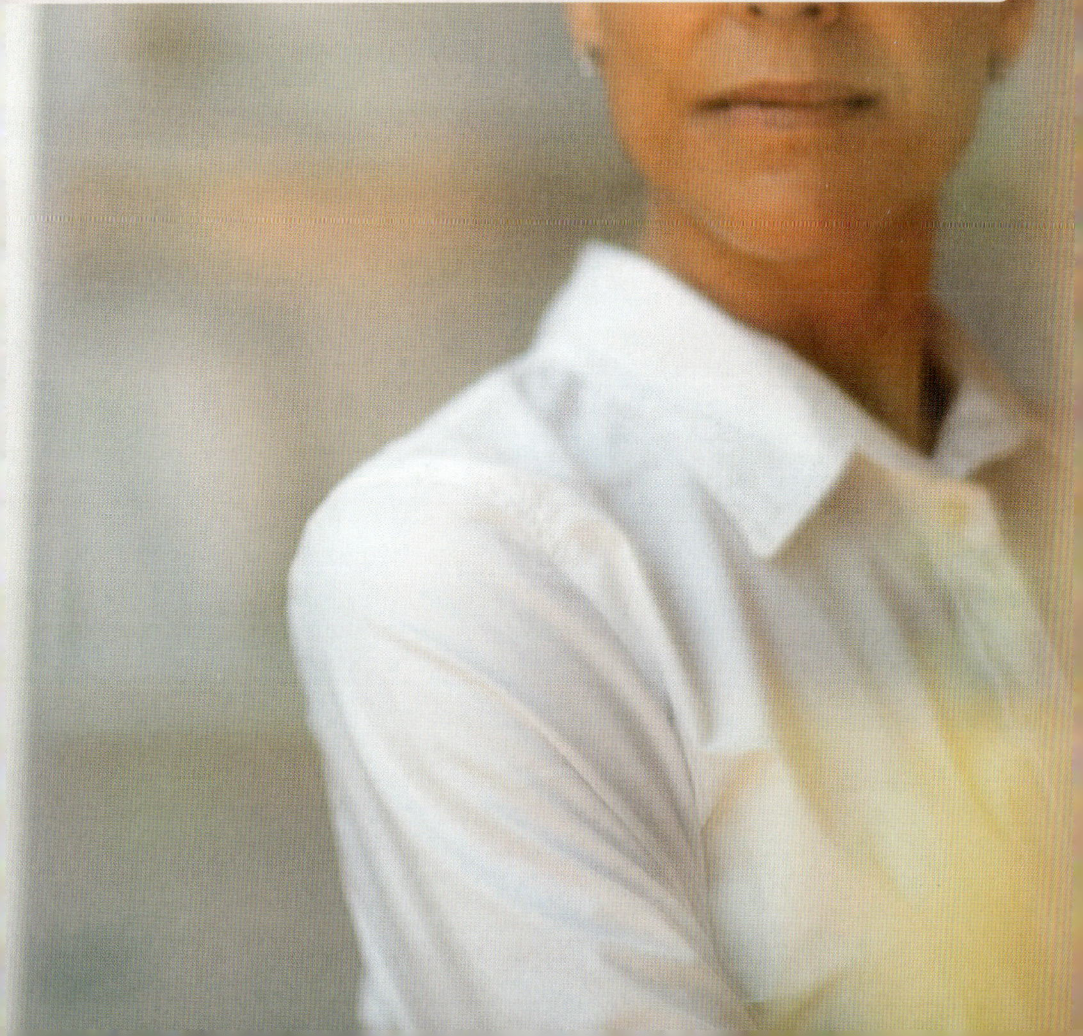

KREBS VERSTEHEN – EIN PAAR GRUNDLAGEN

Krebs ist eine Krankheit, die so alt ist wie die Menschen. Lange Zeit war über die Ursachen so gut wie nichts bekannt, und auch die moderne Wissenschaft hat erst einige Risiken definieren können, die für die Krebsentstehung ursächlich verantwortlich sind. Was man genauer entschlüsseln konnte, sind die Mechanismen, wie sich gesunde Zellen in bösartige verwandeln. Diese Erkenntnisse können die Wissenschaftler vermehrt für therapeutische Ansätze nutzen.

1. Was ist Krebs überhaupt?

Der menschliche Körper ist ein Wunderwerk der Natur. Etwa 100 Billionen Zellen, aus so vielen besteht er nämlich, teilen sich fortlaufend und ersetzen auf diese Weise alte oder defekte Zellen durch neue. Die Logistik bei dieser immerwährenden Teilung ist faszinierend: Ein ausgeklügeltes System sorgt dafür, dass genau die gerade benötigten Zellen an der richtigen Stelle im Körper in der passenden Menge und mit der korrekten Erbinformation produziert werden. Zellen, die irgendeinen Fehler haben oder zu alt sind, sterben ab und werden vom körpereigenen Entsorgungssystem vernichtet.

Aber trotz aller Perfektion – manchmal versagt dieses System. Dann verändert sich aus meist ungeklärten Gründen die Erbinformation in einer Zelle, die exakt gesteuerte Teilung dieser Zelle gerät aus den Fugen, und auch die Kontrollfunktion des Immunsystems, das fremde oder nicht passende Zellen normalerweise erkennt und vernichtet, reagiert nicht, sodass die mutierte Zelle, wie sie fachlich korrekt heißt, überlebt.

Die mutierte Zelle entartet auf diesem Wege zu einer bösartigen Krebszelle, die sich nun ungebremst und unkontrolliert teilt. So wird aus einer einzelnen Zelle rasch ein ganzer Verbund an Tumorzellen, von denen jede einzelne sich ebenfalls ungebremst teilt. Wird ein solches Tumorwachstum rechtzeitig entdeckt und behandelt, die Krebserkrankung also im Frühstadium erkannt, lässt sie sich in aller Regel mit guten Aussichten auf Heilung therapieren. Der oder die Betroffene hat oft eine ganz normale Lebenserwartung.

Kann ein Tumor jedoch unentdeckt weiterwachsen, durchbrechen die bösartigen Zellen irgendwann die Grenzen des Organs, in dem sie entstanden sind, und wuchern in benachbartes Gewebe. Zudem wandern sie in die Blut- und Lymphbahnen in der Nähe, die sie in andere, weiter entfernte Bereiche des Körpers transportieren. Dort angekommen, setzen sich die Tumorzellen fest und vermehren sich: Es entstehen Metastasen. Bei vielen Tumorerkrankungen gibt es typische Zielorgane, in denen sich Metastasen bilden, zum Beispiel das Skelett, die Lunge, die Leber oder das Gehirn. Die Ärzte werden deshalb bei den diagnostischen Untersuchungen diese Organe gezielt kontrollieren.

!

Wird die Krebserkrankung im Frühstadium erkannt, lässt sie sich in aller Regel mit guten Aussichten auf Heilung therapieren.

Eine solch fortgeschrittene Krebserkrankung ist erheblich schwieriger zu behandeln. Heilbar ist sie in vielen Fällen dann nicht mehr. Dennoch können auch diese Menschen oft eine ganze Zeit gut mit ihrer Krankheit leben, da sie sich mit den Mitteln der modernen Medizin gut kontrollieren lässt.

Auch wenn sich die obige Beschreibung vielleicht so anhört, als würde die Entwicklung von einer einzelnen bösartigen Zelle zu Metastasen sehr rasch vor sich gehen, so dauert sie doch oftmals Jahre. Die meisten Formen von Darmkrebs wachsen zum Beispiel sehr langsam, Prostatakrebs ebenso. Andere Krebserkrankungen wie akute Leukämien sind dagegen sehr aggressiv und müssen dementsprechend schnell behandelt werden.

2. Wie häufig tritt Krebs auf? Welches sind die häufigsten Krebsarten?

Da Deutschland kein nationales Krebsregister hat, in dem jede neue Erkrankung erfasst wird, gibt es über die Anzahl der jährlich auftretenden Fälle lediglich Schätzungen des Zentrums für Krebsregisterdaten (ZfKD) im Robert Koch-Institut in Berlin. Im Jahr 2010 wurden demnach rund 477.300 Krebserkrankungen erstmalig diagnostiziert, und 2014 haben laut Prognose rund 500.900 Menschen in Deutschland die Diagnose Krebs erhalten, verteilt auf 264.700 Männer und 236.200 Frauen. Das mittlere Erkrankungsalter wird bei Männern wie bei Frauen mit 69 Jahren angegeben. Nach wie vor ist Krebs eine Alterskrankheit, und daher ist es auch nicht verwunderlich, dass der demografische Wandel in den kommenden Jahren zu noch mehr Neuerkrankungen führen wird. Für 2050 wird mit mehr als 640.000 neuen Krebsfällen gerechnet.

Bei den Todesursachen stehen bösartige Neubildungen – unter diesem Begriff werden Krebserkrankungen in der Statistik erfasst – an zweiter Stelle hinter Herz-Kreislauf-Krankheiten.

Grundsätzlich kann jede Zelle im Körper entarten, sodass in jedem Organ, in jedem Körperteil und auch im blutbildenden System Krebs entstehen kann. Einige Tumorarten treten aber besonders häufig auf: Bei Frauen rangierte 2010 nach den Zahlen des ZfKD Brustkrebs an erster Stelle, gefolgt von Darm- und Lungenkrebs. Männer erkranken am häufigsten an Prostatakrebs, an zweiter Stelle steht Lungenkrebs, an dritter Darmkrebs.

Krebserkrankungen bei Kindern werden vom Deutschen Kinderkrebsregister in Mainz erfasst; etwa 1.800 neue Fälle werden dort jährlich registriert. Die Diagnosen unterscheiden sich sehr stark von denen erwachsener Patienten: Mehr als ein Drittel der Kinder unter 15 Jahren erkrankt an Leukämie, knapp ein Viertel an Tumoren des Zentralen Nervensystems. Erfreulicherweise überleben heute im Durchschnitt 84 Prozent der Kinder ihre schwere Krankheit. Dank besserer Diagnosemöglichkeiten und immer ausgefeilteren Behandlungskonzepten liegt dieser Wert deutlich höher als noch vor 30 Jahren.

3. Was weiß man über die Ursachen von Krebs?

Eindeutige Zusammenhänge zwischen bestimmten Krebsarten und auslösenden Faktoren herzustellen und wissenschaftlich nachzuweisen, ist grundsätzlich schwierig. Dennoch konnten einige sogenannte Risikofaktoren und Stoffe identifiziert werden, die nachweislich krebserzeugend sind. Zum Beispiel können viele Stoffe, die im Zigarettentabak enthalten sind, an verschiedenen Organen Schäden anrichten. Am bekanntesten ist der Zusammenhang zwischen Rauchen und Lungenkrebs, aber die krebserregenden Stoffe können auch Bauchspeicheldrüsen-, Magen-, Blasen- und Gebärmutterhalskrebs sowie Leukämie verursachen.

Die UV-Strahlung der Sonne wurde von der Weltgesundheitsorganisation (WHO) mittlerweile als ebenso schädlich eingestuft wie Asbest. Die Urlaubsreisen der „Sonnenhungrigen“ in den 1960er- und 70er-Jahren mit vermehrten Sonnenbränden schlagen sich seit Jahren in einem geradezu dramatischen Anstieg an Hautkrebsneuerkrankungen nieder.

Welchen Einfluss die Ernährung auf die Entstehung von Krebs hat, wurde lange Jahre überschätzt. Dennoch ist es wahrscheinlich, dass sich eine Ernährung mit wenig Ballaststoffen, wenig Obst und Gemüse, dafür mit viel Fleisch und viel Fett auf die Entstehung von unter anderem Darm-, Prostata- und Brustkrebs auswirken kann. Klarer ist die Situation bei Alkohol: Langjährige und umfangreiche Studien haben ergeben, dass übermäßiger Alkoholgenuss verschiedene Krebsarten bedingen kann, zum Beispiel Mundhöhlen-, Speiseröhren-, Darm- und Magenkrebs. Die

> **!**
> Übermäßiger Alkoholgenuss kann nachweislich verschiedene Krebsarten bedingen, insbesondere in Verbindung mit Rauchen.

Kombination Rauchen und Alkohol erweist sich als besonders risikoreich. Darüber hinaus erhöhen zu wenig Bewegung und ein zu hohes Körpergewicht das Risiko, dass Krebs entstehen kann.

4. Kann man Krebs vererben?

Vielleicht gibt es in Ihrem Bekanntenkreis eine Familie, in der mehrere Mitglieder an Krebs erkrankt sind. In solchen Familien, in denen gehäuft Tumorerkrankungen auftreten, liegt der Verdacht nahe, die Krankheit könnte vererbt werden. In der Tat haben Wissenschaftler festgestellt, dass bei einigen Krebsarten ganz bestimmte Gene mit einer veränderten Erbinformation – also mutierte Gene – die Ursache für die Tumorentwicklung sind. Solche Genveränderungen wurden etwa für Brust- und Darmkrebs identifiziert. Ob bei einem Menschen wirklich eine Genveränderung vorliegt, lässt sich mit molekulargenetischen Untersuchungen herausfinden, und zwar in Zentren, die sich auf erbliche Krebskrankheiten spezialisiert haben. Wird eine solche Genveränderung festgestellt, hat diese Frau oder dieser Mann dann tatsächlich ein stark erhöhtes Risiko, diesen Krebs zu bekommen, und gibt die Genmutation auch an seine Nachkommen weiter. Man spricht in diesen Fällen von einer genetischen Disposition.

Wer erfahren hat, dass er solche veränderten Gene in sich trägt, wird in den speziellen Zentren bereits in jungen Jahren regelmäßig und in kurzen zeitlichen Abständen untersucht. Da das Wissen um die erbliche Veranlagung eine erhebliche psychische Belastung darstellt, werden die Betroffenen auch psychologisch betreut.

Daneben gibt es das Phänomen der familiär gehäuft auftretenden Krebserkrankungen. Schaut man sich den Stammbaum einer solchen Familie an, lässt sich erkennen, dass ungewöhnlich viele Mitglieder an Krebs erkrankt sind, aber durchaus an verschiedenen Krebsarten. Dies ist dann eine zufällige Häufung ohne genetische Ursachen.

Prophylaktische Operationen
Zu wissen, dass man eine genetische Disposition für eine Krebserkrankung hat, ist außerordentlich belastend. Denn für diesen Menschen stellt sich nicht die Frage, ob er an Krebs erkrankt, sondern wann.
Die amerikanische Schauspielerin Angelina Jolie ging im Sommer 2013 mit der Information, dass sie das „Brustkrebsgen" BRCA1 geerbt hat und sich aus diesem Grund beide Brüste prophylaktisch amputieren ließ, an die Öffentlichkeit. Ihr Risiko, an Brustkrebs zu erkranken, lag bei 87 Prozent. Da ihr Risiko, an Eierstockkrebs zu erkranken, bei 50 Prozent liegt, will sie sich auch die Eierstöcke und die Gebärmutter entfernen lassen.

5. Bin ich an meiner Erkrankung selbst schuld?

Diese Frage stellt sich wohl jeder, der an Krebs erkrankt, und jeder wird darüber nachdenken, wann und wie oft er „falsch" gelebt hat. Abgesehen davon, dass solche Überlegungen nicht zielführend sind, entbehren sie auch jeder Grundlage. Denn im Umkehrschluss hieße das ja: Wenn ich in jeder Hinsicht gesund lebe, kann ich nicht krank werden. Das stimmt aber ebenso wenig.

Wenn Sie also nicht immer gesund und „richtig" gelebt haben, und unabhängig davon, an welcher Krebsart Sie vielleicht leiden – Sie sind nicht schuld daran, dass Sie krank geworden sind.

Machen Sie sich bewusst, dass es viele Ursachen für die Erkrankung gibt und dass vor allem viele Zusammenhänge noch unbekannt sind. Einfache Erklärungen wie „Es liegt an der falschen Ernährung" werden diesem komplexen Geschehen nicht gerecht.

Krebs verstehen – Ihre Checkliste

- Was weiß ich über Krebs?
- Kommt Krebs in meiner Familie häufig vor?
- Wenn ja, welche Krebsarten kommen vor?
- Ist es vielleicht sinnvoll, dass ich mich in einem Zentrum für erbliche Krebserkrankungen beraten lasse?

!

Diese und die folgenden Checklisten sollen Ihnen helfen, Ihrem Arzt gezielte Fragen zu stellen.

VOR DER DIAGNOSE – DER VERDACHT

Anders als bei vielen anderen Krankheiten wird der erste Arztbesuch nicht sofort die Diagnose Krebs ergeben. Bis es so weit ist, vergeht einige Zeit, in der verschiedene Untersuchungen den Verdacht bestätigen oder entkräften sollen. Für Sie bedeutet diese Wartezeit vor allem psychischen Stress und häufig emotionale Achterbahnfahrten.

6. Mein Arzt hat mir gesagt, es bestünde der Verdacht, dass ich Krebs habe. Wie geht es jetzt weiter?

Dieser Verdacht, den Ihr Arzt Ihnen gegenüber geäußert hat, trifft Sie vermutlich ziemlich unvorbereitet, und Sie sind erst einmal durcheinander und aufgewühlt. Auch wenn es einfacher gesagt als getan ist: Versuchen Sie, einigermaßen Ruhe zu bewahren und Ihre Gedanken zunächst einmal zu ordnen. Überlegen Sie, wem Sie sich anvertrauen können, und reden Sie mit diesem Menschen ganz offen darüber, was Ihr Arzt Ihnen gesagt hat, was Sie befürchten und was Sie bewegt. Und denken Sie vor allem daran, dass es bisher lediglich um einen Verdacht geht, der bestätigt werden muss.

Ihr Arzt wird nun zusätzliche Untersuchungen veranlassen: Je nachdem, welche Krebsart es sein könnte, können dies verschiedene bildgebende Verfahren sein, Laboruntersuchungen und/oder auch eine Gewebeentnahme. Erst wenn diese Untersuchungsergebnisse vorliegen, wird ein Verdacht zur Diagnose. Häufig wird sich bei diesen Untersuchungen aber herausstellen, dass Ihre Beschwerden harmlos sind und einen anderen Grund haben.

!

In vielen Fällen haben die Beschwerden eine harmlose Ursache.

7. Welche weiterführenden Untersuchungen sollen Klarheit bringen?

Die moderne Medizin bietet eine breite Palette an Verfahren an, mit denen sie einer Krebserkrankung auf die Spur kommen kann. Da bis auf Hautkrebs alle Tumorarten in den Körpergeweben wachsen und daher nicht mit bloßem Auge zu erkennen sind, spielen die sogenannten bildgebenden Verfahren, mit denen man in den Körper hineinschauen kann, eine wichtige Rolle.

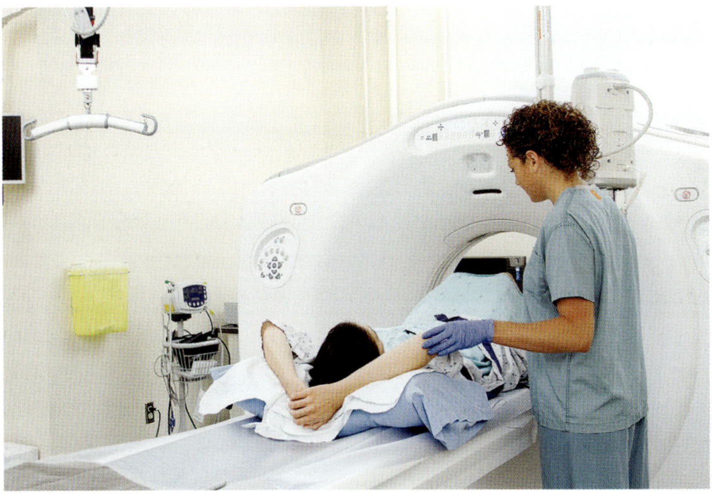

Patientin bei der Untersuchung mit einem Computertomografen, kurz CT genannt.

Bildgebende Verfahren

Zu den bildgebenden Verfahren gehören die klassische Röntgenaufnahme, Ultraschall, Endoskopie, Computertomografie, Kernspintomografie (auch Magnetresonanztomografie genannt), Positronenemissionstomografie und Szintigrafie. Die Verfahren unterscheiden sich in der verwendeten Technik und in den möglichen Anwendungsgebieten und ergeben Bilder in unterschiedlicher Qualität.

Laboruntersuchungen

Aus Ihrem Blut lässt sich eine Vielzahl von Informationen ablesen, zum Beispiel die Werte der roten und weißen Blutkörperchen, der Blutplättchen, des Hämoglobins und des Blutzuckers sowie die Funktion der Blutgerinnungsfaktoren. Ferner werden Werte gemessen, die etwa auf Leber- oder Herzerkrankungen hindeuten, außerdem Cholesterin, Hormone und Antikörper. Auch Tumormarker (mehr dazu bei Frage 82) lassen sich aus dem Blut bestimmen. Diese Informationen sind zum einen wichtig für die Diagnose, zum anderen brauchen Operateur und Anästhesist sie zur Vorbereitung auf eine Operation.

Nicht ganz so „auskunftsfreudig" ist der Urin, dennoch kann man daraus den pH-Wert, bestimmte Eiweißstoffe, Stoffwechselprodukte sowie bakterielle Infektionen ermitteln.

> **!**
> Bei der Biopsie handelt es sich um einen Eingriff, der für die Diagnose oft entscheidend ist.

Gewebeentnahme (Biopsie)

Sowohl für die Diagnose als auch für die spätere Behandlung ist eine genaue Analyse der möglicherweise bösartigen Zellen erforderlich. Diese Informationen enthält man durch eine Gewebeentnahme (Biopsie). Dabei handelt es sich um einen kleinen Eingriff, bei dem der Arzt entweder mit einer speziellen Nadel, mit einer Stanze oder endoskopisch mit einer kleinen Zange Zellen aus dem verdächtigen Bereich entnimmt. Diese werden anschließend feingeweblich unter dem Mikroskop untersucht. Teilweise erfolgen auch molekulargenetische Untersuchungen; sie stellen die Basis für mögliche spätere zielgerichtete Therapien dar. Oft ermöglicht die Biopsie die endgültige Diagnose.

8. Bis diese Untersuchungen beendet sind, dauert es doch eine ganze Weile. Wenn ich nun wirklich Krebs haben sollte – wächst der Tumor in der Zeit nicht weiter?

Sicher sind Sie während der weiterführenden Untersuchungen und auch danach ungeduldig und warten auf das endgültige Ergebnis. Viele Menschen empfinden diese Zeit als beklemmend, zum einen, weil ihnen die medizinische „Maschinerie" bedrohlich erscheint, zum anderen weil sie sich fragen, was in ihrem Körper passiert und ob sich eventuell vorhandene Tumorzellen während dieser Zeit nicht vermehren und sich die Chancen auf Heilung verringern. Diese Sorge ist jedoch fast immer unbegründet, denn die meisten Krebserkrankungen sind kein medizinischer Notfall. Auch wenn die weiteren Untersuchungen einen etwas längeren Zeitraum einnehmen, vergrößert sich ein Tumor währenddessen nicht rapide. Eine Ausnahme sind die akuten Leukämien: Sie müssen umgehend behandelt werden. Diese Blutkrebserkrankungen lassen sich aber auch schneller diagnostizieren.

9. Was kann ich tun, um die Wartezeit bis zum Befund besser zu bewältigen?

Die Zeit, in der Sie auf den Befund warten, ist von den verschiedensten Empfindungen geprägt. Da jeder Mensch auf solche Belastungen anders reagiert und zudem Männer mit dieser Wartezeit ganz anders umgehen als Frauen, ist es schwer, etwas Allgemeingültiges zu empfehlen. Dennoch: Versuchen Sie, sich nicht „verrückt“ zu machen, sondern einen möglichst kühlen Kopf zu bewahren. Teilen Sie möglichst von Anfang an Ihre Sorgen und Ängste mit Menschen, die Ihnen nahestehen. Befürchtungen in sich „hineinzufressen“, verstärkt Ihre Angst zusätzlich. Wenn Sie merken, dass Ihnen die Unterstützung von Freunden und Angehörigen nicht hilft, oder wenn Sie diese (noch) nicht ins Vertrauen ziehen möchten, holen Sie sich professionelle Hilfe, zum Beispiel in einer Krebsberatungsstelle.

10. Ich habe jetzt den Termin für das entscheidende Arztgespräch. Wie kann ich mich darauf vorbereiten?

Jetzt, so kurz bevor Sie Gewissheit haben werden, gehen Ihnen sicher besonders viele Fragen durch den Kopf. Stellen Sie daraus eine Liste zusammen, auf einem Zettel, im Smartphone oder in Ihrem Computer. Sprechen Sie darüber auch mit Ihren Angehörigen oder Freunden. Wahrscheinlich fallen Ihnen weitere Aspekte ein, die im Arztgespräch geklärt werden sollen. Kurz vor dem Arzttermin können Sie alle Fragen noch einmal durchgehen, vielleicht ein paar, die Ihnen mittlerweile nicht mehr so wichtig sind, streichen und neue hinzufügen. Dann bringen Sie alle in eine sinnvolle Reihenfolge und nehmen die Liste mit.

Es ist gut, wenn Sie bei diesem Gespräch, das Ihre Zukunft entscheidend beeinflussen wird, eine vertraute Person bei sich haben – jemanden, der mithört und mitdenkt, an dem Sie sich bei Bedarf auch festhalten können, sei es im übertragenen oder wörtlichen Sinn. Das kann Ihr Ehepartner sein, ein Bruder oder eine Schwester oder auch die beste Freundin. Mit dieser Vertrauensperson können Sie zuvor Ihre Frageliste schon einmal durchsehen; vielleicht erledigen Sie das oben erwähnte Überarbeiten und Strukturieren auch bereits zusammen.

Fahren Sie am besten gemeinsam zu dem Termin. Wenn Sie mit dem Auto fahren, brechen Sie beizeiten auf, damit Sie durch einen Stau oder die Parkplatzsuche nicht unter Zeitdruck geraten.

Ganz wichtig ist es, dass Sie alles verstehen, was der Arzt Ihnen erklärt. Das gilt nicht nur für dieses Diagnosegespräch, sondern auch für alle weiteren Gespräche und Beratungen. Wenn Sie also eventuell verwendete Fachausdrücke oder Zusammenhänge nicht verstehen, dann fragen Sie nach. Bei Bedarf auch mehrmals!

> !
>
> Ganz wichtig ist es, dass Sie alles verstehen, was der Arzt Ihnen erklärt.

Sie können selbstverständlich darum bitten, das Gespräch aufzeichnen zu dürfen. Dann können Sie sich später die Erklärungen des Arztes so oft anhören, wie Sie möchten. Oder Ihre Begleitung macht sich Notizen, das gelingt ihr oder ihm wahrscheinlich besser als Ihnen selbst in Ihrer Anspannung.

Sollte sich in diesem Gespräch der Verdacht, dass Sie an Krebs erkrankt sind, bestätigen, werden Sie wahrscheinlich nicht alle Informationen auf einmal aufnehmen können, auch werden weitere Gespräche folgen. Auf diese können Sie sich wieder entsprechend vorbereiten.

11. Kann ich mich auf die Untersuchungsergebnisse wirklich verlassen?

Grundsätzlich arbeiten Arztpraxen und Kliniken in Deutschland gründlich und zuverlässig. Das bedeutet dennoch nicht, dass Sie alle Untersuchungsergebnisse kritiklos akzeptieren müssen.

Als Patient haben Sie viele Rechte – dazu gehört auch das Recht, sich eine andere Arztmeinung (Zweitmeinung) einzuholen. Wenn Sie also dem Befund, den Ihr Arzt Ihnen gegeben hat, skeptisch gegenüberstehen oder grundsätzlich einen zweiten

!

Detaillierte Informationen über Ihre Patientenrechte finden Sie im Internet unter www.patienten-rechte-gesetz.de.

Arzt zu Rate ziehen möchten, dann lassen Sie sich Kopien von allen Untersuchungsergebnissen geben – auch das ist eines Ihrer Rechte! – und gehen damit zu einem anderen Arzt. Sagen Sie diesem offen, dass Sie ihn wegen einer ärztlichen Zweitmeinung konsultieren. Sie brauchen nicht zu befürchten, dass Sie deswegen Probleme mit Ihrer Krankenkasse bekommen. Dieses Recht auf Zweitmeinung ist gesetzlich festgeschrieben und gilt übrigens auch für später, wenn es um die Behandlung Ihrer Erkrankung geht.

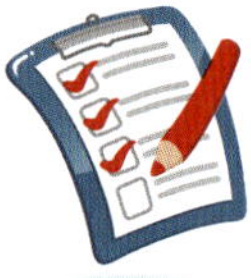

Vor der Diagnose – Ihre Checkliste

- Mit wem möchte ich über den Verdacht, dass ich Krebs habe, sprechen?
- Möchte ich, dass mich jemand zu den Untersuchungen begleitet? Wer soll das sein?
- Weiß ich genug über die weiterführenden Untersuchungen?
- Komme ich während der Zeit, in der ich auf die Ergebnisse warte, allein klar?
- Wenn nicht – welche Form der Unterstützung möchte ich von wem bekommen?
- Wer soll mich zu dem entscheidenden Arztgespräch begleiten?
- Habe ich alle Fragen an meinen Arzt in einer Liste zusammengetragen?
- Vertraue ich meinem Arzt und den Ergebnissen oder möchte ich eine Zweitmeinung einholen?
- Wenn ich eine zweite ärztliche Meinung haben möchte – weiß ich, an welchen Arzt ich mich wenden kann?

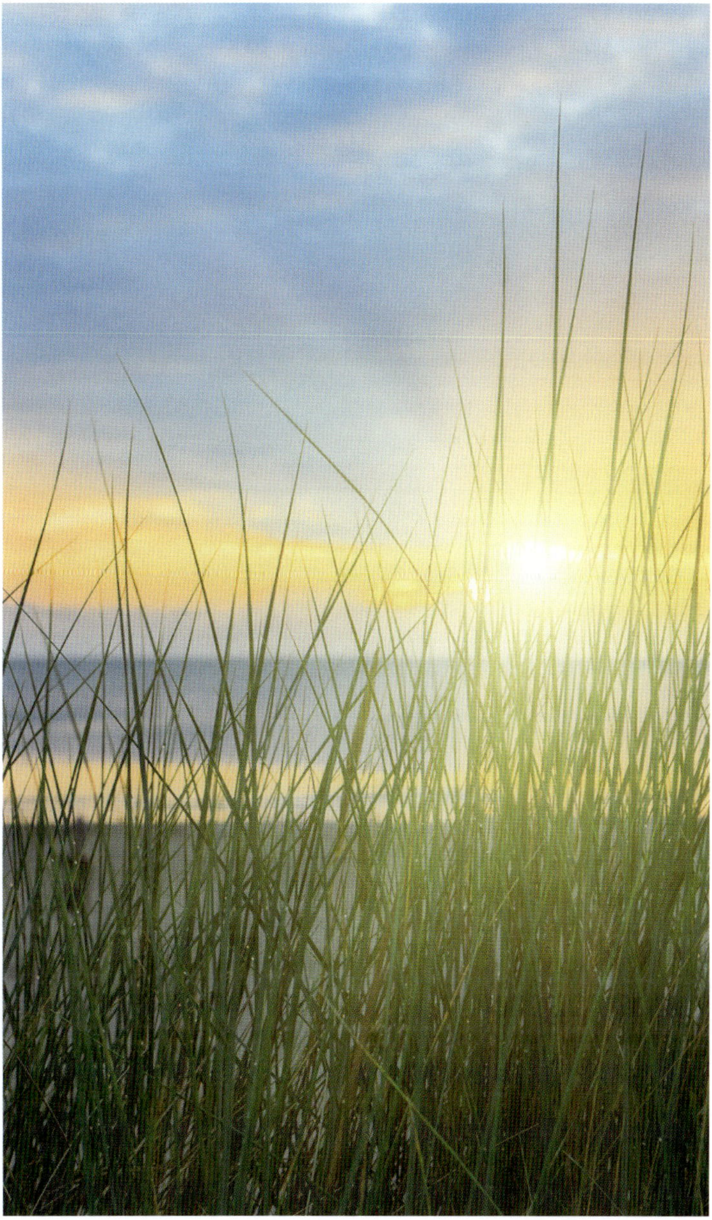

Bleiben Sie mit Ihrer Angst nicht alleine. Vertrauen Sie sich einem Menschen an, wenn bei Ihnen der Verdacht auf eine Krebserkrankung besteht.

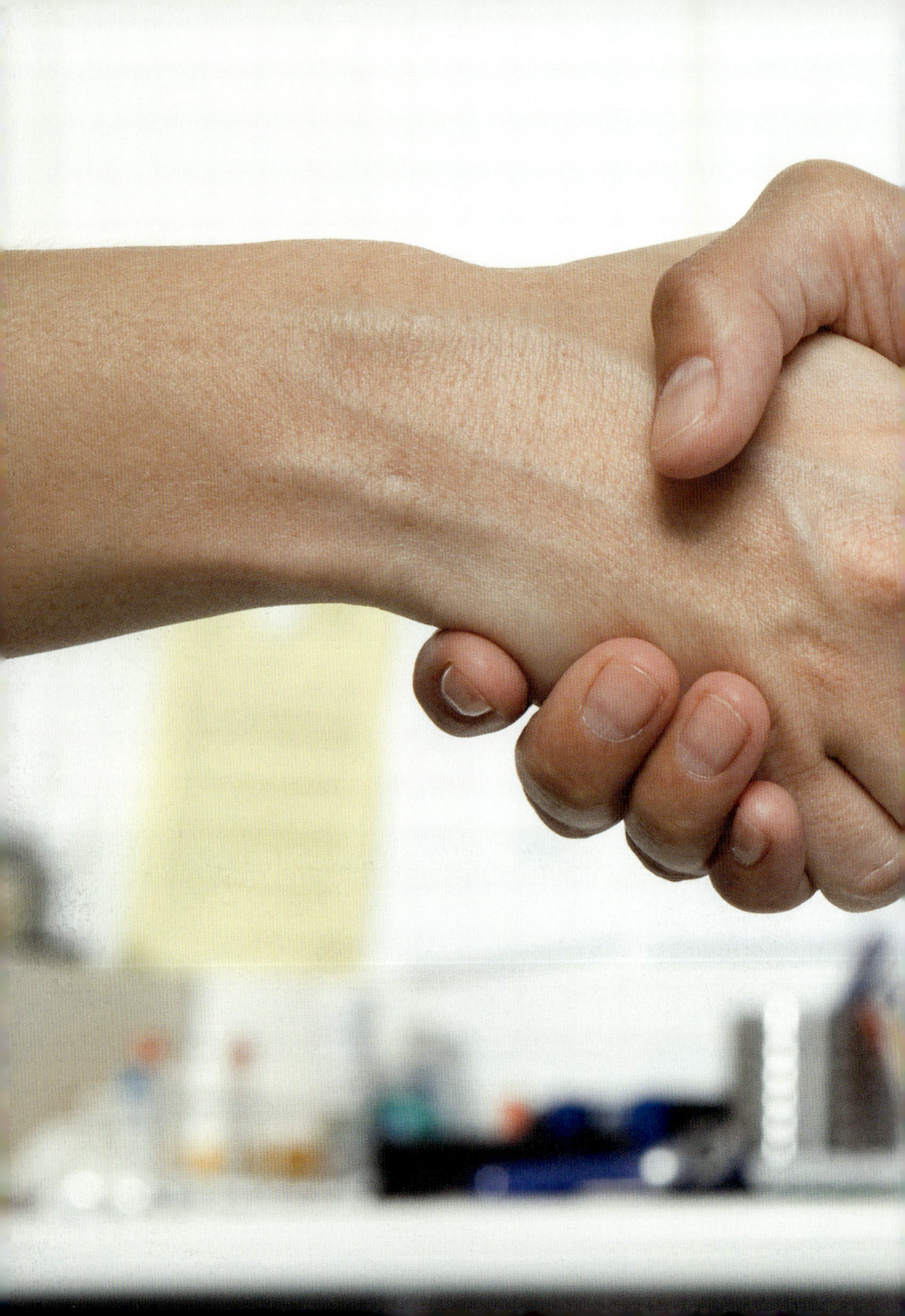

DIE BEHANDLUNG

Krebserkrankungen lassen sich heute in vielen Fällen erfolgreich behandeln. Etwa 50 Prozent der Krebspatienten können geheilt werden. Ist die Krankheit fortgeschritten, können die Patienten oft noch eine ganze Zeit bei guter Lebensqualität damit leben.

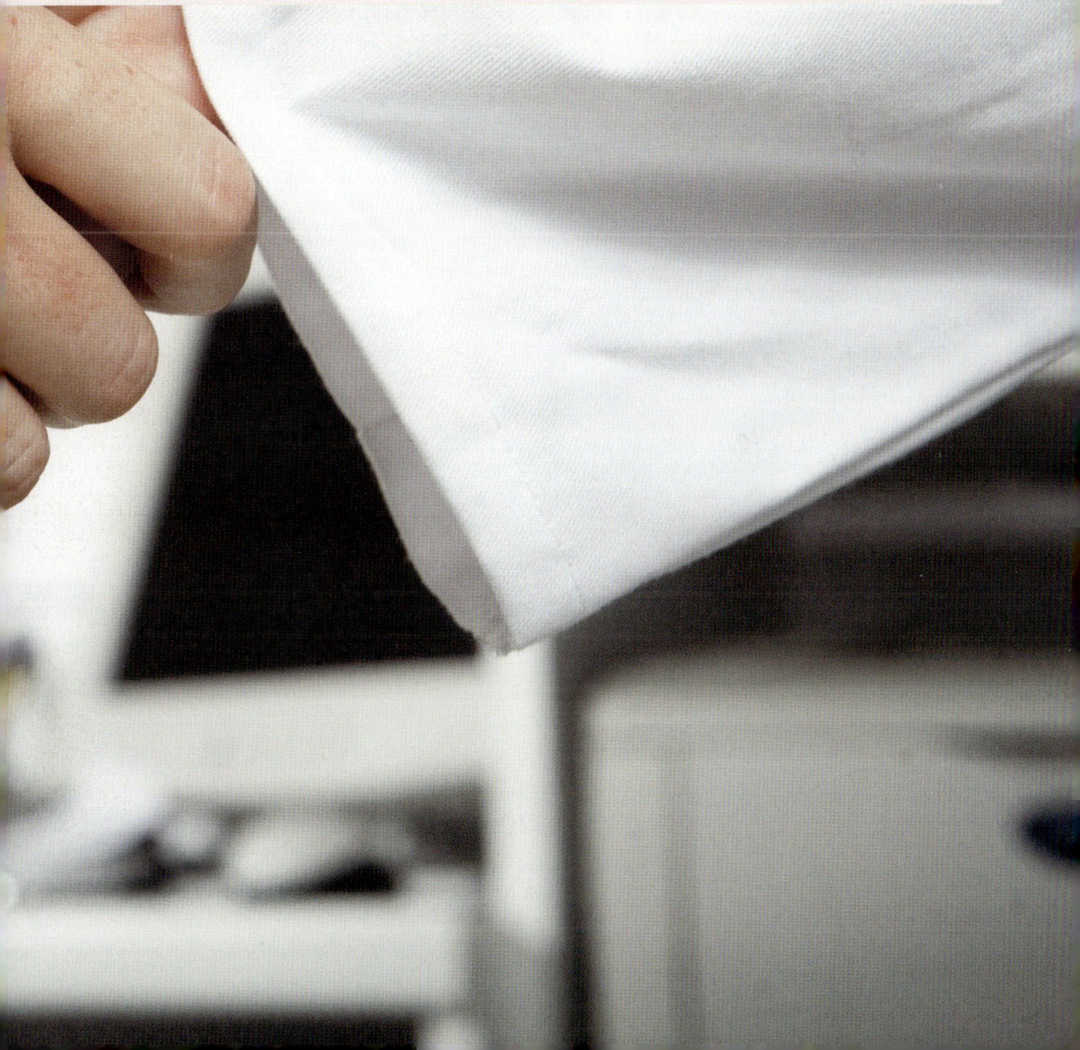

DER VERDACHT HAT SICH BESTÄTIGT – DIE DIAGNOSE

Wenn der Verdacht auf eine Krebserkrankung zur Gewissheit wird, gilt es, die nächsten Schritte möglichst überlegt zu planen. An erster Stelle steht die Suche nach der richtigen Klinik.

!

Bereiten Sie Ihren Krankenhausaufenthalt vor, damit Sie sich auf die Therapie konzentrieren können.

12. Wie schnell muss ich mit der Behandlung beginnen?

Nun haben Sie also Gewissheit: Sie sind an Krebs erkrankt.

Wie bereits erwähnt, sind die allermeisten Tumorarten keine Notfälle, das bedeutet, Sie müssen nicht unbedingt innerhalb weniger Tage zur Behandlung ins Krankenhaus. Ich habe allerdings von vielen Betroffenen gehört, dass sie den Beginn der Therapie nicht allzu lange hinauszögern möchten, weil sie das Bedürfnis haben, dass etwas gegen den „Feind" in ihrem Körper unternommen wird.

Trotzdem ist es wichtig, dass Sie sich die Zeit nehmen, ein gutes Krankenhaus auszusuchen und zu Hause alles so vorzubereiten und zu regeln, dass Sie sich ganz auf Ihre Therapie konzentrieren können. Wenn Sie zum Beispiel (kleine) Kinder zu versorgen haben, muss deren Betreuung organisiert werden. Es ist auch sinnvoll, die Lehrer in der Schule oder die Erzieherinnen im Kindergarten über Ihre Erkrankung zu informieren, damit sie eventuelle Stimmungsschwankungen oder Verhaltensauffälligkeiten des Kindes richtig einzuordnen wissen. Lassen Sie sich bei diesen Vorbereitungen von Ihrer Familie oder Freunden unterstützen.

13. Wie finde ich das richtige Krankenhaus?

Grundsätzlich ist die medizinische Versorgung in Deutschland gut. Es ist aber wichtig, dass die Ärzte, die Sie behandeln, Erfahrung mit Ihrer Erkrankung haben. Ein Arzt, der eine Operation schon häufig vorgenommen hat, ist natürlich vertrauter damit und hat mehr Sicherheit darin als ein Arzt, der den Eingriff nur wenige Male im Jahr durchführt. Dieses Prinzip gilt ebenso für Kliniken. Verschiedene Studien haben das nachgewiesen.

Seit in Deutschland der Nationale Krebsplan ausgerufen wurde, existiert ein Drei-Stufen-Modell der zertifizierten Krebszentren, das Krebspatienten eine Versorgung auf qualitativ hohem Niveau sichern soll. Stufe eins bilden sogenannte zertifizierte Organkrebszentren, die auf ein bestimmtes Organ spezialisiert sind – etwa Brust-, Darm-, Lungen-, Prostata- oder Hautkrebs. Die Onkologischen Zentren der Stufe zwei sind auf mehrere Tumorarten spezialisiert, zum Beispiel auf Kopf-Hals-Tumoren oder auf neuroonkologische Tumoren. Drittes Element sind die Onkologischen Spitzenzentren. In den insgesamt zwölf Spitzenzentren liegt ein besonderer Schwerpunkt darauf, Forschungsergebnisse rasch in die klinische Anwendung zu übertragen und neue Therapiestrategien zu entwickeln.

Zu allen Krebszentren des Drei-Stufen-Modells gehören stationäre und ambulante Einrichtungen, die als Netzwerk kooperieren und in denen Spezialisten verschiedener Fachrichtungen die Krebspatienten behandeln. Dazu zählen diverse medizinische Fachärzte wie Chirurgen, Strahlentherapeuten und Experten, die auf die Chemotherapie oder andere medikamentöse Behandlungen spezialisiert sind, oder Pathologen. Es arbeiten dort aber auch speziell für die Bedürfnisse von Krebspatienten ausgebildete Pflegekräfte und Psychoonkologen, Sozialarbeiter sowie Seelsorger.

Egal, um welches Zentrum es sich handelt: Alle nehmen freiwillig an strengen Qualitätskontrollen teil, für die die Deutsche

Krebsgesellschaft und die Deutsche Krebshilfe einheitliche Kriterien zusammengestellt haben. Diese jährlichen Kontrollen und nachfolgenden Zertifizierungen sollen gewährleisten, dass die hohen Qualitätsansprüche, die an die Zentren gestellt werden, dauerhaft erfüllt werden. Die Behandlung nach onkologischen Leitlinien ist ein wesentliches Element bei der Qualitätsbewertung der Zentren.

!

Unter www.oncomap.de finden Sie zertifizierte Zentren in Ihrer Nähe.

Auf der Internetseite www.oncomap.de können Sie ganz gezielt nach einem zertifizierten Zentrum in Ihrer Nähe suchen. Vielleicht stellen Sie dabei fest, dass das zertifizierte Zentrum deutlich weiter von Ihrem Wohnort entfernt ist als das Kranken-

Zertifiziertes Netzwerk aus stationären und ambulanten Behandlungseinheiten

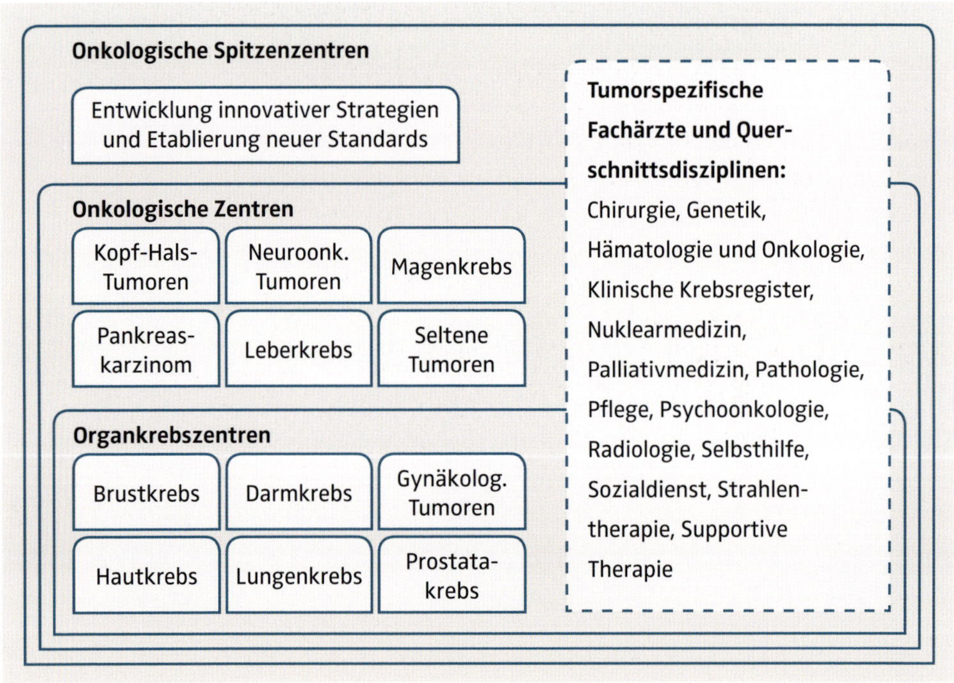

Quelle: Deutsche Krebsgesellschaft e. V.

haus „nebenan", bei dem es für Ihre Familie und Freunde wesentlich einfacher wäre, Sie zu besuchen. Diese Überlegung ist durchaus nachvollziehbar. Bevor Sie sich jedoch für die nahegelegene Klinik entscheiden, erkundigen Sie sich auf jeden Fall, wie viel Erfahrung die Ärzte dort mit der Behandlung von Krebserkrankungen und speziell mit Ihrer Tumorart haben. Bedenken Sie bei Ihrer Entscheidung auch, dass ein Krankenhausaufenthalt in aller Regel nicht übermäßig lange dauert.

Wägen Sie die Vorteile eines wohnortnahen Krankenhauses gründlich gegen die eines qualitätsgesicherten und hochwertigen zertifizierten Zentrums ab.

Der Verdacht hat sich bestätigt – Ihre Checkliste

- Wem möchte ich meine Diagnose anvertrauen?
- Wann möchte ich das tun?
- Was möchte ich zum jetzigen Zeitpunkt über meine Krankheit wissen? Was möchte ich erst später erfahren?
- Weiß ich, wo ich seriöse Informationen bekomme?
- Brauche ich beim Einholen der Informationen Hilfe?
- Weiß ich schon, in welchem Krankenhaus ich mich behandeln lassen werde?
- Weiß ich genug über die Erfahrungen des Krankenhauses bei der Behandlung meiner Krebsart?
- Wie komme ich ins Krankenhaus? Wer begleitet mich dorthin?
- Worum muss ich mich zu Hause kümmern, bevor ich mit der Behandlung beginne?

DIAGNOSE KREBS – DER BEHANDLUNGSPLAN

Sobald Sie im Krankenhaus sind, wird die medizinische Routine einsetzen. Auch wenn mancher Patient den Eindruck hat, er sei diesem System ausgeliefert, so bietet in zertifizierten Krebszentren die Erfahrung mit Ihrer Krankheit Sicherheit. Trotzdem soll selbstverständlich jeder Patient über seine Behandlung selbst mit entscheiden.

14. Welche vorbereitenden Untersuchungen werden in der Klinik vorgenommen?

Sie sind bereits umfangreich untersucht worden – und sollen nun, wo Sie im Krankenhaus sind, weiter durch den „Medizinbetrieb geschleust" werden. Vielleicht fragen Sie sich, warum das unbedingt sein muss, warum sogar manche Untersuchungen, die schon bei der Diagnosefindung erfolgt sind, nun wiederholt werden. Das kann zum Beispiel daran liegen, dass in Ihrer Klinik modernere oder andere bildgebende Techniken vorhanden sind, die detailliertere Bilder liefern. Oder der Operateur braucht für den Eingriff Informationen, die sich aus den anderen Aufnahmen nicht ergeben. Laborwerte müssen aktuell sein, vielleicht haben sich ja seit der letzten Blutabnahme oder Urinuntersuchung Änderungen ergeben.

> **!**
> In der Klinik werden Sie sehr ausführlich untersucht, um die optimale Therapie für Sie zusammenzustellen.

Welche Untersuchungen im Einzelnen auf Sie zukommen, hängt wesentlich davon ab, unter welcher Krebsart Sie leiden. Ich kann daher hier nur recht allgemeine Erläuterungen geben.

Auf jeden Fall wird Ihr Arzt Sie körperlich untersuchen, also Ihren Körper gründlich abtasten, auch Ihre ausführliche Krankengeschichte aufnehmen, Sie nach eventuellen Vorerkrankungen fragen, nach Ihren Lebensgewohnheiten und nach Erkrankungen in Ihrer Familie. Dazu kommen umfangreiche Laboruntersuchungen, die dem Operateur alle Informationen liefern, die er braucht, damit Sie den Eingriff gut überstehen.

Auf die verschiedenen bildgebenden Verfahren bin ich bereits in Frage 8 eingegangen. Jetzt in der Klinik werden sie unter anderem auch eingesetzt, um genau festzustellen, wo der Tumor sitzt, und um nach Metastasen zu suchen.

Ist im Vorfeld noch keine Biopsie erfolgt, dann ist in aller Regel jetzt der Zeitpunkt dafür. Bei der feingeweblichen Analyse der Zellen ermittelt der Pathologe den exakten Zelltyp und wie sehr die bösartigen den normalen Körperzellen ähneln. Daraus lässt sich ableiten, wie aggressiv der Tumor ist. Dies wiederum wirkt sich auf die Therapiemöglichkeiten aus.

Letztlich haben alle Untersuchungen den Zweck, Ihr „Tumorstadium" zu ermitteln und daraus die Therapie zusammenzustellen, die für Sie die beste ist.

15. Wie wird meine Behandlung festgelegt?

Wenn alle Untersuchungsergebnisse vorliegen, kennt Ihr Arzt alle Details von Ihrem Tumor. Vielleicht wundern Sie sich, dass diese Voruntersuchungen so umfangreich sind, aber bei Tumorzellen gibt es so viele Varianten, dass dieser Schritt außerordentlich wichtig ist. Es kommt darauf an, von welchem Gewebe die Zellen abstammen, wie bösartig sie sind, ob Metastasen vorliegen und – wenn ja – wo sich diese befinden. Diese Informationen schlagen sich in der Definition des Tumorstadiums nieder. Bei den allermeisten Krebsarten wird dieses in Form der international gültigen TNM-Klassifikation beschrieben, bei der die Buchstaben – T für Tumor, N für Lymphknoten, M für Metastasen – durch Indexzahlen von 1 bis 4 ergänzt werden. Die Kombination aus den Buchstaben und den Indices beschreibt genau, wie fortgeschritten Ihre Erkrankung ist. Daraus leitet sich die Behandlung ab.

Das TNM-System am Beispiel Brustkrebs
Mithilfe des TNM-Systems beschreiben Ärzte und Wissenschaftler die Ausbreitung bösartiger Tumoren im Körper. Die Abkürzung steht für die englischen Worte T = tumor (Tumor), N = node (Lymphknoten), M = metastasis (Metastasen). Die Klassifikation von Krebserkrankungen mit dem TNM-System ist international anerkannt, jedoch bei jeder Tumorentität anders. Bei einigen gibt es beispielsweise weitere Positionen, etwa Mx = keine Metastasen nachweisbar. Untenstehend finden Sie exemplarisch das TNM-System für Brustkrebs.

T = TUMORGRÖSSE	BESCHREIBUNG
T0	kein Tumor nachweisbar
Tis	Carcinoma in situ – nicht invasiv
T1mic	kleinste Invasion (Mikroinvasion) bis 0,1 cm
T1	Tumor < 2 cm
T2	Tumor > 2 cm bis 5 cm
T3	Tumor > 5 cm
T4	jede Größe mit Ausdehnung auf Brustwand oder Haut
N = BEFALLENE LYMPHKNOTEN	**BESCHREIBUNG**
N0	keine Lymphknoten befallen
N1	1 bis 3 befallene Lymphknoten in der Achselhöhle
N2	4 bis 9 befallene Lymphknoten in der Achselhöhle
M = FERNMETASTASEN (KNOCHEN, LUNGE, LEBER, GEHIRN)	**BESCHREIBUNG**
M0	keine Fernmetastasen
M1	Fernmetastasen vorhanden

16. Kann ich mitentscheiden, wie ich behandelt werden möchte?

Vielleicht hören Sie von Ihrem Arzt, dass Sie diese oder jene Therapie machen müssen. Oder auch von Ihrer Familie oder von Freunden. Lassen Sie mich dazu ganz offen sagen: Sie müssen gar nichts! Jeder kranke Mensch hat das Recht, über seine Behandlung selbst zu entscheiden. Die Ärzte werden Ihnen eine Therapie vorschlagen oder empfehlen, aber die endgültige Entscheidung, was Sie wirklich machen möchten, treffen Sie. Natürlich ist es sinnvoll, bei der Entscheidung den Therapieplan der Ärzte sehr ernsthaft in Betracht zu ziehen und alle Vor- und Nachteile, Chancen und Risiken sowie Ihren Lebensplan und Ihre individuellen Vorstellungen von Lebensqualität abzuwägen. Ihr Arzt kann, soll und wird Sie dabei beraten.

Vielleicht hören Sie in diesem Zusammenhang den Begriff der partizipativen Entscheidungsfindung (oder auch shared decision making). Er beschreibt einen gemeinsamen Entscheidungsprozess von Arzt und Patient, in dessen Verlauf der Arzt zunächst die Notwendigkeit einer Behandlung, deren verschiedene Optionen mit Vor- und Nachteilen erläutert. Hat der Patient diese Informationen verstanden, kann er seine Erwartungen und Befürchtungen beschreiben. Anschließend können Arzt und Patient ihre Präferenzen darlegen, und die verschiedenen Alternativen der Behandlung werden gegeneinander abgewogen. Im letzten Schritt beschließen Patient und Arzt gemeinsam, welche Therapien angewandt werden.

Wenn Sie allerdings im Laufe Ihrer Behandlung Entscheidungen ändern wollen, weil zum Beispiel der Therapieerfolg anders ausfällt als ursprünglich erwartet, können Sie das selbstverständlich tun.

17. In meinem Krankenhaus wird „nach Leitlinien" behandelt. Was bedeutet das?

Medizinische Leitlinien sind nach der offiziellen Definition „systematisch entwickelte, wissenschaftlich begründete und praxisorientierte Entscheidungshilfen für die angemessene ärztliche Vorgehensweise bei speziellen gesundheitlichen Problemen". Wie Leitlinien erstellt werden, ist genau festgelegt: Eine Reihe von Experten aus verschiedenen medizinischen Fachdisziplinen, Fachgesellschaften und Institutionen sowie Patientenvertreter diskutieren auf der Basis umfangreicher wissenschaftlicher Daten, welche Behandlungsvarianten bei welchen Voraussetzungen die besten sind. In einem oft zeitaufwändigen Verfahren geben sie untereinander abgestimmte – sogenannte konsentierte – Empfehlungen ab.

Diese Handlungsempfehlungen sind abgestuft, je nachdem, wie bedeutsam die Ergebnisse der wissenschaftlichen Grundlagen sind. Auch die Überlegung, wie wichtig diese Ergebnisse aus dem Blickwinkel der Patienten sind, fließt in die Bewertung ein. Die Abstufungen lauten im Einzelnen:

- Diese Form der Behandlung „soll" erfolgen, da die Ergebnisse aus sehr gut durchgeführten Studien stammen und sehr bedeutsam sind.
- Diese Form der Behandlung „sollte" erfolgen, da die Ergebnisse aus gut durchgeführten Studien stammen und bedeutsam sind.
- Diese Form der Behandlung „kann" erfolgen, da die Ergebnisse entweder aus weniger guten Studien stammen oder nicht eindeutig sind und der Nutzen nicht sehr bedeutsam ist.

Leitlinien gibt es in drei Stufen (S1, S2, S3), je nach der Methodik ihrer Entwicklung. Eine S3-Leitlinie ist die höchste Qualitätsstufe, sie beinhaltet alle Elemente einer systematischen Entwicklung, also Analysen, Bewertung wissenschaftlicher Studien etc. In bestimmten Abständen werden die Leitlinien auf ihre medizinisch-wissenschaftliche Aktualität hin überprüft und die Empfehlungen entsprechend aktualisiert.

Allerdings sind Leitlinien kein Muss, also keine verbindliche Richtlinie oder Vorschrift. Sie dürfen sie auch nicht als „Handbuch“ verstehen, dem der Arzt nach dem Wenn-dann-Prinzip die für Ihre individuelle Erkrankung optimale Therapie entnehmen kann. Leitlinien bieten dem Arzt fundierte Empfehlungen, an die er sich hält, wenn es bei Ihnen angezeigt ist, und bei denen er sich auf einem wissenschaftlich sicheren Boden bewegt. Es kann aber auch sein, dass er von den Empfehlungen im Einzelfall abweichen kann oder muss.

Erkundigen Sie sich auf jeden Fall, ob es für Ihre Krebserkrankung eine Leitlinie gibt. Eine Übersicht aller vorhandenen Leitlinien finden Sie auf der Internetseite der Arbeitsgemeinschaft der Wissenschaftlichen Medizinischen Fachgesellschaften (www.awmf.org/leitlinien/aktuelle-leitlinien.html). Wenn es für Ihre Tumorart eine solche Leitlinie gibt und Sie nicht ein besonderer Ausnahmefall sind, dann empfiehlt es sich, dass bei Ihrer Behandlung diese Empfehlungen berücksichtigt werden. Sollte Ihr Arzt dies ablehnen oder mit den Inhalten der Leitlinie womöglich gar nicht vertraut sein, ist es sinnvoll, eine ärztliche Zweitmeinung einzuholen.

!

Eine Übersicht über alle vorhandenen Leitlinien finden Sie im Internet: www.awmf.org/leitlinien/aktuelle-leitlinien.html

18. Ich kann die ärztliche Leitlinie nachlesen, aber ich verstehe sie nicht. Gibt es auch allgemeinverständliche Fassungen?

Wenn eine ärztliche S3-Leitlinie fertiggestellt ist, macht sich ein Redaktionsgremium an die Arbeit und „übersetzt" den Fachtext in eine allgemein verständliche Fassung; so entsteht die Patientenleitlinie. Dabei ist es besonders wichtig, dass in diesem Redaktionsgremium auch Betroffene – oft Mitglieder von Selbsthilfegruppen – vertreten sind, die mit ihrem ganz speziellen Blick auf die Veröffentlichung schauen. So finden sich in den meisten Patientenleitlinien Listen mit Fragen, die Betroffene in den Gesprächen mit ihren Ärzten ansprechen können.

!

Hier können Sie die Patientenleitlinien herunterladen: www.awmf.org/leitlinien/patienteninformation.html oder barrierefrei: www.patienten-information.de/patientenleitlinien

Damit sie möglichst viele Aspekte berücksichtigt, steht eine solche Patientenleitlinie vier Wochen lang öffentlich zur Kommentierung bereit, bevor sie endgültig verabschiedet wird. Während dieser sogenannten Konsultationsphase kann jeder, der sich dazu berufen fühlt, Kommentare, Ergänzungs- oder Änderungswünsche abgeben. Diese werden anschließend vom Redaktionsgremium begutachtet, diskutiert und angenommen oder verworfen.

Die verabschiedeten Patientenleitlinien können Sie aus dem Internet herunterladen oder als Printexemplar kostenlos bei der Deutschen Krebshilfe bestellen (Adresse siehe Seite 138).

Sobald die ärztliche Leitlinie aktualisiert wurde, wird auch die Patientenleitlinie angepasst.

19. Bei mir wurde Krebs diagnostiziert und ich soll demnächst mit meiner Therapie beginnen. Ich bin aber noch jung und möchte später gerne Kinder haben. Wird sich die Behandlung darauf auswirken?

Wenn Sie für Ihre Familie später noch Zuwachs planen, dann sprechen Sie mit Ihrem Arzt darüber, bevor Ihre Therapie beginnt. Müssen bei der Behandlung einer Krebserkrankung Eierstöcke oder Hoden operativ entfernt werden, ist nach der Operation in der Regel keine Fortpflanzung mehr möglich, es sei denn, der Eingriff lässt sich schonend und nicht radikal vornehmen. Oberste Priorität sollte aber die Entfernung des Tumors haben.

Auch Chemo- und Strahlenbehandlung können sich negativ auf die Fruchtbarkeit auswirken und bei Frauen die Eizellen, bei Männern die Samenzellen schädigen. Vielleicht finden Sie diesen Gedanken im Moment eher nebensächlich, weil für Sie die Behandlung Ihrer schweren Erkrankung im Vordergrund steht und nicht die Familienplanung. Trotzdem sind diese Überlegungen gerade jetzt wichtig, denn sind die Keimzellen einmal geschädigt oder gar zerstört, lassen sie sich nicht wiederherstellen. Wenn Sie noch vorhaben, Kinder zu bekommen, sollten Sie daher vor der Behandlung die Möglichkeiten überdenken. So zum Beispiel Eizellen, Eierstockgewebe oder Sperma einfrieren.

Eizellen einzufrieren geht nicht von heute auf morgen, sondern muss zum Beispiel durch eine Hormonbehandlung vorbereitet werden, damit genügend reife Eizellen vorhanden sind. Das bedeutet, dass die Chemo- oder Strahlentherapie noch so lange warten muss – eine Zeit, die für die betroffene Frau durchaus belastend sein kann.

Noch nicht zum medizinischen Standard gehört die Entnahme von Eierstockgewebe, dennoch ist sie eine mögliche Alternative, wenn für eine Hormonbehandlung nicht genügend Zeit bleibt. Dafür ist ein kleiner operativer Eingriff notwendig, der eventuell zeitgleich mit der eigentlichen Tumoroperation erfolgen kann. Das Eierstockgewebe wird dann eingefroren und der Frau später transplantiert.

!

Viele Informationen sowie Adressen von Kinderwunschpraxen und -zentren finden Sie beim Netzwerk Fertiprotekt unter www.fertiprotekt.de.

Unter bestimmten Voraussetzungen können die Eierstöcke während einer Strahlentherapie für eine Zeitlang verlegt werden, sodass sie nicht direkt im Strahlenbereich liegen. Auch hierfür ist eine Operation erforderlich. Sind die Eileiter zu kurz, um die Eierstöcke weit genug weg zu verlegen, müssen sie durchtrennt werden; dann kann allerdings nach Ende der Behandlung nur noch eine künstliche Befruchtung zu einer Schwangerschaft führen.

Sperma zu konservieren geht wesentlich einfacher und schneller und ist etablierter. Die Samenspende wird in einem reproduktionsmedizinischen Zentrum eingefroren und später bei Bedarf im Rahmen einer künstlichen Befruchtung eingesetzt. Aufwändiger, aber ebenso etabliert ist die Entnahme von Hodengewebe, das eingefroren wird.

Wenn Sie für Ihre spätere Familienplanung fachärztliche Hilfe und Beratung benötigen, dann wenden Sie sich an einen Reproduktionsmediziner oder ein entsprechendes Zentrum.

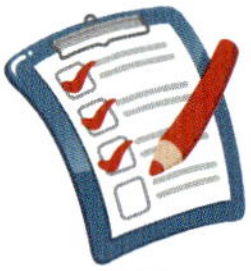

Diagnose Krebs – Ihre Checkliste

- Was weiß ich über die Behandlung, die mich erwartet?
- Reichen mir diese Informationen oder benötige ich mehr?
- Weiß ich genug über die Chancen der Behandlung?
- Weiß ich, welche Risiken und Nebenwirkungen die Behandlung haben kann?
- Weiß ich, was passiert, wenn ich mich nicht behandeln lasse?
- Gibt es jemanden, der mir bei der Entscheidung über die Behandlung helfen kann oder soll?

DIE VERSCHIEDENEN BEHANDLUNGSMÖGLICHKEITEN – BEWÄHRTES UND NEUES

!

In der Behandlung von Krebs hat es große Fortschritte gegeben.

In den letzten Jahrzehnten haben sich die medizinisch-wissenschaftlichen und naturwissenschaftlichen Bereiche rasant entwickelt. Modernste Computertechnik optimiert heute Operationsergebnisse und erlaubt präzisere Bestrahlungen als jemals zuvor. Individuell dosierte Medikamente, Begleitpräparate und zielgerichtete Wirkstoffe tragen dazu bei, medikamentöse Therapien verträglicher zu machen. Bei vielen Tumorarten sind die Ergebnisse der Primärtherapie, also der ersten Behandlung der Krankheit, und die Heilungsaussichten immer besser geworden. Auch Rückfälle (Rezidive) lassen sich zunehmend besser behandeln.

20. Welches sind die Standardbehandlungen bei Krebs?

Lange Zeit hieß es, „Stahl, Strahl und Chemie", also Operation, Strahlen- und Chemotherapie seien die tragenden Säulen in der Krebsbehandlung. Das trifft auch heute noch zu, doch mit wachsendem Verständnis der genetischen und molekularbiologischen Details der Zellentwicklungen hat es in den letzten Jahren große Fortschritte gegeben. Inzwischen werden zunehmend neue Verfahren für den einzelnen Patienten maßgeschneidert und mit den Standardverfahren kombiniert.

Klassische Behandlungen

- Operation (Fragen 21 bis 23)
- Chemotherapie (Fragen 24 bis 30)
- Strahlentherapie (Fragen 31 bis 39)

Neue Verfahren

- Hormontherapie (Fragen 40 bis 43)
- Molekularbiologische Therapien/Gezielte Therapien/ Immuntherapie (Frage 44)

21. Wann wird operiert?

Bei einer Tumorerkrankung ist es in der Regel das erste und wichtigste Ziel, die bösartigen Zellen durch eine Operation zu beseitigen. Im Falle der sogenannten soliden, also festen Tumoren wie etwa Darm-, Brust- oder Magenkrebs oder auch Krebserkrankungen der Knochen ist daher der chirurgische Eingriff der erste Behandlungsschritt, der je nach Erkrankungsart und -stadium durch andere ergänzt wird. Hat der Tumor sich bereits weiter ausgedehnt oder sitzt ungünstig, kann es unter Umständen notwendig sein, ihn vor der Operation durch eine Chemo- oder Strahlentherapie zu verkleinern. In ausgewählten Fällen lässt sich ein Tumor gar nicht operieren, weil das Risiko für den Patienten zu groß oder die Auswirkungen des Eingriffs zu gravierend wären, so etwa wenn bei einem Lungenkrebs zu große Anteile der Lunge entfernt werden müssten.

Anders ist es bei einer systemischen Krebserkrankung wie Leukämie oder Lymphdrüsenkrebs, bei der die Tumorzellen im ganzen Körper ausgebreitet sind: Hier ist eine Operation nicht sinnvoll, sondern eine Behandlung, die ebenfalls auf den Organismus einwirkt. Das ist meist eine Chemotherapie.

22. Welche Risiken bringt eine Operation mit sich?

Diese Frage ist schwierig zu beantworten, denn je nach Krebsart und Tumorstadium wird eine Operation unterschiedlich umfangreich ausfallen und auch die Auswirkungen des Eingriffs sind dementsprechend verschieden. Daher kann ich an dieser Stelle nur allgemeine Anmerkungen machen.

Trotz aller modernen Medizintechnik bringt jede Operation ein gewisses **Narkoserisiko** mit sich. Außerdem müssen die **Operationsnarben** verheilen, eventuelle **Bewegungseinschränkungen** müssen behoben werden, der Patient muss sich von dem Eingriff erholen und wieder auf die Beine kommen. Wurden Lymphknoten entfernt, kann es sein, dass dadurch der Abtransport der Lymphflüssigkeit gestört ist, sodass eventuell **Lymphödeme** auftreten, die sich aber meist erfolgreich behandeln lassen. Vielleicht macht die Tumoroperation später weitere Eingriffe notwendig, zum Beispiel (kosmetische) Korrekturen, etwa wenn ein Tumor im Gesicht entfernt wurde, oder bei Amputationen. Über manche **nachfolgenden Operationen** – wie etwa den Brustaufbau nach einer radikalen Brustentfernung – muss aber nicht sofort entschieden werden.

> **!**
> Durch moderne Techniken sind die Operationen heute deutlich weniger belastend für den Patienten als früher.

Insgesamt lässt sich sagen, dass sich die Operationstechniken in den letzten Jahrzehnten erheblich weiterentwickelt haben. Zwar ist eine Operation immer noch ein gravierender Eingriff, aber minimal-invasive endoskopische Verfahren, bei denen zum Beispiel anstelle großer Bauchschnitte nur mehrere kleine erfolgen müssen, sind für die Patienten erheblich schonender.

Besonders das computerassistierte daVinci-Operationssystem stellt einen immensen Fortschritt bei schwierigen Eingriffen wie der Prostataentfernung dar: Hochauflösende 3-D-Bilder des Operationsgebietes und höchste Präzision bei der Bewegung der Instrumente ermöglichen, dass die feinen Nervenstrukturen erheblich besser geschont werden als bei herkömmlichen Eingriffen.

23. Welche Nebenwirkungen kann eine Operation haben?

Auch auf die Frage nach den Nebenwirkungen gibt es keine pauschale Antwort, denn je nach Art des Tumors und Umfang der Operation gibt es große Unterschiede. Natürlich spielt es auch eine wichtige Rolle, welches Organ operiert wird.

So müssen bei manchen Patienten lediglich die Operationsnarben verheilen, bei anderen wird ein Organ entfernt mit entsprechenden lebenslangen Folgen: wenn zum Beispiel der Magen entfernt und ein Ersatzmagen angelegt werden musste, wenn die Bauchspeicheldrüse wegoperiert wurde und infolgedessen das von ihr produzierte Hormon Insulin zukünftig medikamentös ersetzt werden muss. Oder wenn nach einer Darmkrebsoperation vorübergehend oder dauerhaft ein künstlicher Darmausgang den normalen ersetzt; bei einer Knochenkrebserkrankung muss möglicherweise ein Teil eines Beines amputiert werden.

Aufgrund dieser großen Bandbreite gebe ich Ihnen den Rat: Lassen Sie sich von Ihrem Arzt ausführlich über die möglichen Auswirkungen des Eingriffs informieren. Fragen Sie ihn so lange, bis Sie alles verstanden haben. Wenn Sie das Gefühl haben, dass Ihnen die Konsequenzen einer Operation zu schwerwiegend sind, dann fragen Sie ihn auch, ob es Alternativen zum chirurgischen Eingriff gibt.

24. Wie wirkt eine Chemotherapie?

Eine Chemotherapie wirkt auf den gesamten Organismus und wird daher auch als systemische Behandlung bezeichnet. Die eingesetzten Medikamente (Zytostatika) sollen die Krebszellen vernichten. Die Wirkstoffe stören die Zellteilung oder unterbinden diese, daher „leiden“ vor allem Tumorzellen, denn diese teilen sich besonders häufig. Aber auch gesunde Zellen, die sich rasch vermehren, werden in Mitleidenschaft gezogen, zum Beispiel die Zellen von Haarwurzeln und Schleimhäuten, und so entstehen die unerwünschten Nebenwirkungen dieser Behandlung.

25. Wann wird eine Chemotherapie angewandt? Wirkt eine Chemotherapie bei jeder Krebsart?

Entsprechend ihrer Wirkungsweise kommt eine Chemotherapie besonders dann zum Einsatz, wenn es darum geht, Tumorzellen im ganzen Körper anzugreifen. Das ist der Fall bei systemischen Krebserkrankungen wie einer Leukämie oder auch beim Kampf gegen Metastasen. Darüber hinaus können die Zellgifte einen Tumor vor der Operation verkleinern, um damit erst den chirurgischen Eingriff zu ermöglichen. Nach der Operation soll eine Chemotherapie gegebenenfalls dabei helfen, eventuell noch vorhandene Tumorzellen im Körper zu vernichten.

> **!**
> Die Chemotherapie kann vor einer Operation eingesetzt werden (neoadjuvant) oder danach (adjuvant).

Alle Medikamente, also auch die einer Chemotherapie, werden in Deutschland gründlich und umfangreich auf ihre Wirksamkeit hin geprüft. Ergebnisse solcher klinischen Studien haben auch gezeigt, dass es Krebsarten gibt, die kaum auf eine Chemotherapie ansprechen. Das kann ganz verschiedene Gründe haben: Entweder sind die Tumorzellen grundsätzlich „ungeeignet" für Zytostatika oder sie haben ihre Eigenschaften im Laufe der Behandlung geändert, sodass die Medikamente nach einiger Zeit nicht mehr zu den Tumorzellen „passen". Es kann aber auch sein, dass sogenannte Chemoresistenzen entstehen, dass also Tumorzellen zunächst auf die Zytostatika angesprochen haben und später dann nicht mehr. Dafür kann es eine Vielzahl von Gründen geben, denn die Mechanismen der Zellentwicklung und -veränderung sind sehr kompliziert.

!

Die Hochdosis-Chemotherapie ist im Vergleich zur normalen Chemotherapie eine sehr aggressive Behandlung.

26. Was ist eine Hochdosis-Chemotherapie?

Bei einer normalen Chemotherapie werden die Medikamente so dosiert, dass möglichst die optimale Balance zwischen Schädigung der Tumorzellen und Schonung der gesunden Zellen erreicht wird. Bei einer Hochdosis-Chemotherapie ist die Menge der verabreichten Zytostatika sehr viel höher.

Diese Therapie wird besonders bei Leukämien und Lymphdrüsenkrebs (Lymphomen) angewandt, bei denen sich bösartige Zellen des blutbildenden Systems ungebremst vermehren. Sie ist – neben der Ganzkörperbestrahlung – ein Teil der sogenannten Konditionierung, bei der alle blutbildenden Zellen im Knochenmark und damit auch das körpereigene Immunsystem zerstört werden. Die Konditionierung bereitet die anschließende Übertragung von gesunden Stammzellen vor; sind die Stammzellen angewachsen, kann der Organismus gesunde neue Blutzellen produzieren.

Die Hochdosis-Chemotherapie ist eine sehr aggressive Behandlung und bringt erhebliche Risiken und Nebenwirkungen mit sich, die gravierendste betrifft das Immunsystem: Die Zellgifte schalten die körpereigene Abwehr quasi aus, und der Patient ist dadurch stark infektionsgefährdet. Er liegt daher in einem speziellen Isolierzimmer, zu dem nur einige Angehörige in Schutzkleidung und natürlich die Ärzte und das Pflegepersonal Zutritt haben. Erst wenn die transplantierten Stammzellen angewachsen sind und neues Blut bilden, erholt sich das Immunsystem langsam wieder, und der Patient darf die Station verlassen.

27. Wie wird eine Chemotherapie verabreicht?

!

Die Medikamente der Chemotherapie werden meist als Infusion verbreicht, in speziellen Fällen auch als Tablette oder als Spritze.

Grundsätzlich können Sie die Medikamente einer Chemotherapie als Tabletten oder als Infusion in eine Vene erhalten; manchmal werden sie auch gespritzt. Von allen Darreichungsformen wird die Infusion am häufigsten angewandt. Durch die Vene gelangen die Zytostatika durch die Blutgefäße in den ganzen Körper. Es kann ein einzelnes Medikament gegeben werden (Monochemotherapie), oft hat sich aber die Kombination mehrerer Wirkstoffe bewährt (Polychemotherapie). Die Zusammenstellung der verschiedenen Substanzen und ihre Dosierung erfolgen für jeden Patienten individuell, auch wie schnell die Infusion durch den Tropf läuft, ist genau berechnet.

Wenn Sie die Medikamente als Infusion bekommen und daher klar ist, dass bei Ihnen häufig ein Venenzugang notwendig ist, wird man Ihnen einen sogenannten Port legen. Ein solcher Port ist eine Art Speicher; er wird Ihnen unter die Haut gepflanzt – meist in der Nähe des Schlüsselbeins – und hat über einen dünnen Schlauch Zugang zu einer Vene. Wenn Sie dann eine Chemotherapiegabe bekommen sollen, piekt man in diesen Speicher anstatt in die Vene.

Eine Chemotherapie mit Tabletten ist eher die Ausnahme. Die Dosierung ist schwierig, denn wie der Organismus die Wirkstoffe aufnimmt und wie sie gegen die Tumorzellen angehen, hängt vom Stoffwechsel des Patienten ab und auch davon, was und wie viel er isst und trinkt.

Ablauf der Chemotherapie

Die Behandlung mit Zytostatika erstreckt sich über einen Zeitraum von mehreren Wochen oder Monaten und ist in Zyklen aufgeteilt.

Ein Zyklus besteht aus der Behandlungsphase und der Erholungsphase: Sie erhalten Ihre Medikamente zum Beispiel drei

Wochen hintereinander an einem oder auch an mehreren Tagen, daran schließt sich eine Pause an. Während dieser Zeit soll Ihr Körper sich von der Behandlung erholen. Dieser Zyklus wiederholt sich mehrmals; nach den ersten Zyklen und auch später immer wieder wird kontrolliert, ob der Tumor auf die Behandlung anspricht. Bei Bedarf kann daraufhin die Dosis angepasst werden; der Arzt kann die Medikamentenkombination verändern oder die Chemotherapie sogar vorzeitig beenden.

28. Woher weiß der Arzt, welche Dosis bei der Chemotherapie für mich richtig ist?

Für Ihre Behandlung ist es wichtig, dass Ihre Medikamente genau für Sie passend dosiert sind. Dabei kann Ihr Arzt sich zum einen auf die Ergebnisse aus klinischen Studien stützen, bei denen die Balance zwischen optimaler Wirkung und größtmöglicher Schonung gesunden Gewebes ermittelt wurde. Außerdem muss er berechnen, welche individuelle Dosierung Sie vermutlich vertragen, dies geschieht auf der Basis Ihrer Körpergröße und Ihres Gewichts. Auch andere Faktoren müssen bedacht werden, etwa ob Ihre Nieren und Ihre Leber normal funktionieren und die Medikamente in normalem Tempo abgebaut und ausgeschieden werden.

Sollten Sie trotz intensiver Vorbereitungen die ersten Zyklen Ihrer Chemotherapie nicht gut vertragen und sollten die Nebenwirkungen stärker ausfallen als vermutet, muss die Dosierung angepasst werden.

29. Auf welche Nebenwirkungen muss ich mich bei einer Chemotherapie einstellen? Und was kann ich dagegen tun?

!

Leider greifen auch die neuesten Zytostatika gesunde Körperzellen an.

In den letzten Jahren ist es gelungen, die Therapieschemata immer weiter zu verfeinern und auf den einzelnen Patienten abzustimmen. Ziel ist eine größtmögliche Wirkung bei möglichst geringen Nebenwirkungen. Trotzdem unterscheiden auch die neuesten Zytostatika nicht zwischen „guten" und „bösen" Zellen, greifen also nach wie vor auch gesunde Körperzellen an und können unerwünschte Wirkungen verursachen. Wie stark diese ausfallen, lässt sich nicht vorhersagen; es hängt von den eingesetzten Medikamenten ab und von der verabreichten Dosis. Und schließlich reagiert jeder Mensch anders auf die Behandlung.

Mögliche Nebenwirkungen der Chemotherapie

- Übelkeit, Brechreiz, Appetitlosigkeit
- Bauchschmerzen, Durchfall
- Haarausfall am gesamten Körper
- Schleimhautentzündungen
- Nagelveränderungen
- Frösteln, Schwitzen, Fieber
- Lähmende Müdigkeit und Erschöpfung (Fatigue)
- Beeinträchtigung der Blutbildung
- Erhöhte Infektionsgefahr

Akute Nebenwirkungen

Gegen **Übelkeit und Brechreiz** gibt es sehr wirksame Medikamente, die Betroffene zusammen mit den chemotherapeutischen Medikamenten erhalten. Auf diese Weise werden diese Nebenwirkungen unterdrückt, infolgedessen entsteht auch gar nicht erst die Erwartungshaltung „Wenn ich die Chemotherapie bekomme, wird mir übel und ich muss mich übergeben". Die Wirkung der Medikamente auf den Magen-Darm-Trakt kann sich auch auf Ihren Appetit auswirken, den Sie mit einigen kleinen Tricks anregen können: Essen Sie bevorzugt das, was Ihnen besonders gut schmeckt und was Sie gut vertragen. Kleine Portionen statt voller Teller motivieren zum Essen, wenn die Mahlzeit nett angerichtet ist, umso mehr.

Interessant fand ich übrigens einen Gedanken, den ich einmal von einem Betroffenen gehört habe: Für ihn war Übelkeit eine Kopfsache. Er betrachtete die Zellgifte nicht als Feind, der in seinem Körper wütet, sondern ganz im Gegenteil als Partner, der dort „aufräumt". Deshalb, so seine Erklärung, hätte er auch nicht unter Übelkeit gelitten. Diese Sichtweise ist natürlich sehr individuell und in keinster Weise belegt – vielleicht kann Sie aber auch Ihnen helfen, die Übelkeit besser zu verkraften.

Führt die Chemotherapie zu **Bauchschmerzen oder Durchfall**, fragen Sie Ihren Arzt nach Medikamenten, die dagegen helfen.

Haarausfall betrifft die gesamte Körperbehaarung und ist psychisch nicht zu beeinflussen. Wenn aufgrund der verabreichten Medikamente damit zu rechnen ist, dass Sie Ihre Haare verlieren, überlegen Sie beizeiten, wie Sie damit umgehen möchten. Wenn Sie wissen, dass Sie nicht mit Glatze unter Menschen gehen möchten, können Sie sich frühzeitig um eine Perücke kümmern und diese auch schon tragen, bevor alle Haare ausgegangen sind. Dann fällt Außenstehenden der Unterschied gar nicht auf. Ihr Arzt kann Ihnen ein Rezept für eine Perücke ausstellen. Erkundigen Sie sich dennoch bei Ihrer Krankenkasse, ob, in welcher Höhe und unter welchen Voraussetzungen sie die Kosten für den Haarersatz übernimmt. Alternativ oder ergänzend können Sie Tücher oder Mützen als modisches Accessoire nutzen. Auch hier wieder ein Beispiel für eine sehr persönliche Ansicht: Eine an

Brustkrebs erkrankte Frau erzählte mir, dass sie ganz bewusst ohne Haare aus dem Haus gegangen sei, weil sie ihrer Umwelt durch eine Perücke nicht einen gesunden Menschen vorgaukeln wollte, der sie nicht war. Vielmehr wollte sie offen dazu stehen und zeigen: Ich bin krank. Diese Entscheidung muss aber jeder für sich treffen.

Schleimhautentzündungen können sehr unangenehm sein, vor allem, wenn die Schleimhäute im Mund betroffen sind und Ihnen dadurch Essen und Trinken schwerfällt. Mundspüllösungen oder auch das Lutschen von Eiswürfeln können diese Nebenwirkungen lindern. Lassen Sie sich von Ihren Ärzten oder dem Pflegepersonal beraten.

!

Fragen Sie Ihre Ärzte oder das Pflegepersonal, wie Sie Nebenwirkungen am besten lindern können.

Viele Patienten leiden während der Behandlung unter lähmender Müdigkeit und Erschöpfung, sie haben Probleme, Ihren Alltag zu bewältigen. Dieses Phänomen wird als Fatigue bezeichnet. Es kann während einer Chemotherapie auftreten, gehört aber auch zu den häufigen Spätfolgen. In den Fragen 47 und 48 erfahren Sie mehr darüber.

Manche Zytostatika führen zu Veränderungen an den **Nägeln**, zum Beispiel zu Streifen oder Verfärbungen. Diese Nebenwirkung tritt allerdings erst nach einigen Wochen auf. Solange die Nägel an sich stabil sind, brauchen Sie gegen die Veränderung nichts zu machen. Verdecken Sie sie aber besser nicht unter Nagellack, denn an den Fingernägeln können Ärzte schnell ablesen, wie gut durchblutet Ihr Körper ist.

Frösteln, Schwitzen und Fieber können ein Anzeichen dafür sein, dass der Organismus gegen eine Infektion kämpft. Dann muss der Arzt umgehend informiert werden, damit die Infektion mit Antibiotika behandelt wird. Es kann aber auch sein, dass es sich um „normale" Nebenwirkungen einer Immuntherapie handelt, die von selbst wieder verschwinden. Die Wirkstoffe einer

!

Die Nebenwirkungen, die in zeitlicher Nähe zur Chemotherapie auftreten, klingen ab, wenn keine Zytostatika mehr verabreicht werden.

Chemotherapie beeinträchtigen die Produktion der weißen Blutkörperchen und der Blutplättchen. Im ersten Fall führt das zu einer erhöhten Infektanfälligkeit; im zweiten ist die Blutgerinnung beeinträchtigt. Passen Sie auf, dass Sie sich nicht anstecken – gehen Sie größeren Menschenmengen aus dem Weg – und dass Sie sich nicht verletzten, etwa beim Heimwerken oder im Garten.

Verzögerte Nebenwirkungen

Neben den akuten Nebenwirkungen, die in direkter zeitlicher Nähe zur Chemotherapie auftreten, gibt es auch Spätwirkungen, die sich verzögert bemerkbar machen. Zum Beispiel kann die erwähnte Fatigue auch erst Wochen oder Monate nach der Behandlung in Erscheinung treten. Weitere Spätfolgen sind Auswirkungen auf die Fruchtbarkeit (siehe Frage 19), denn je nach Präparat, Dosis und Behandlungsdauer können die bei einer Chemotherapie eingesetzten Medikamente auch die Zellen schädigen, die für die Fortpflanzung benötigt werden.

Dieser Aspekt der Spätfolgen hat in den letzten Jahren an Bedeutung zugenommen, weil inzwischen deutlich mehr Krebspatienten ihre Erkrankung überleben als früher. Ganz besonders rückt er durch die großen Therapieerfolge bei Kindern und Jugendlichen in den Fokus.

30. Muss ich für die Chemotherapie ins Krankenhaus?

Heute erhalten die meisten Patienten ihre Chemotherapie ambulant. Das heißt, Sie fahren in die Ambulanz des Krankenhauses, bekommen dort die Infusion und können dann wieder nach Hause fahren. Alternativ verfügen auch niedergelassene Onkologen mit einer entsprechenden Qualifikation über die notwendigen Einrichtungen.

Sollten Sie die Chemotherapie jedoch schlecht vertragen oder ist Ihr Allgemeinzustand insgesamt angegriffen, kann es sinnvoll sein, dass Sie für eine gewisse Zeit stationär behandelt werden.

Bei einer besonders intensiven Behandlung wie der Hochdosis-Chemotherapie müssen die Patienten auf jeden Fall im Krankenhaus bleiben.

31. Wann wird eine Strahlentherapie angewandt?

Grundsätzlich kann eine Strahlentherapie (Radiotherapie) vor einem operativen Eingriff eingesetzt werden (neoadjuvant) oder danach (adjuvant).

Vor einer Operation sollen die Strahlen den Tumor verkleinern; je nach Art und Größe des Tumors kann die Bestrahlung auch mit einer Chemotherapie kombiniert werden. Bei manchen Erkrankungen lassen die Strahlen den Tumor so schrumpfen, dass die Operation schonender ausfallen kann.

Bei einer adjuvanten Strahlentherapie sollen kleine Tumorreste, die eventuell verblieben sind, vernichtet werden.

In einigen Fällen kann eine Bestrahlung auch die einzige Therapiemethode sein, etwa bei Tumoren im Kopf- oder Halsbereich, also in der Mundhöhle, im Bereich der Nase, des Rachens und des Kehlkopfs. Dem Patienten bleibt auf diese Weise unter Umständen ein erheblicher Teil seiner Lebensqualität erhalten, weil ihm eine verstümmelnde Operation erspart bleibt oder weil er weiterhin sprechen kann.

!

Manchmal werden Chemo- und Strahlentherapie kombiniert, dies nennt man Radiochemotherapie.

32. Wie wirkt eine Strahlentherapie?

Anders als die Chemotherapie wirken Strahlen nur an dem Ort, auf den sie gelenkt werden. Sie schädigen im Zellkern wichtige Strukturen, sodass sich die Zelle nicht mehr teilen und vermehren kann. Normale Zellen haben ein ausgeklügeltes System, das solche Schäden reparieren kann. Tumorzellen fehlt dieses System, und deshalb gehen die defekten bösartigen Zellen durch die Strahlen zugrunde.

Je höher die verabreichte Strahlendosis ist, desto stärker werden die Zellen geschädigt. Manchmal kombiniert man Chemo- und Strahlentherapie – Sie werden dann den Begriff der Radiochemotherapie hören. Die Zytostatika der Chemotherapie machen die Zellen empfindlicher gegen die Strahlen, sodass sie noch stärker geschädigt werden.

Allerdings sind nicht alle Tumorzellen strahlenempfindlich, daher wird eine Strahlentherapie auch nicht bei jeder Krebsart eingesetzt. Außerdem schädigen die Strahlen nicht nur das Tumorgewebe, sondern auch das benachbarte gesunde Gewebe. Wenn es sich dabei um sehr empfindliche Organe handelt, die nicht durch Strahlen belastet werden dürfen, ist die Strahlentherapie nicht angezeigt.

33. Gibt es verschiedene Bestrahlungsverfahren?

Auf dem Gebiet der Strahlentherapie hat es in den letzten Jahren sehr große Fortschritte gegeben. Zusätzlich zu den ionisierenden Strahlen hat die Forschung neue Verfahren entwickelt wie etwa die Protonenbestrahlung oder nuklearmedizinische Verfahren.

Es gibt aber nicht nur Unterschiede in den verwendeten Strahlenarten, auch die Art und Weise, wie die Strahlen zum Tumor gelangen, ist verschieden: Sie können von außen durch die

Haut (perkutan) auf die Tumorzellen gelenkt oder direkt in den Tumor „eingepflanzt" werden (Brachytherapie). Teilweise lassen sich beide Bestrahlungsarten kombinieren.

!

Perkutane Strahlentherapie ist die Bestrahlung von außen; Brachytherapie bezeichnet die Bestrahlung von innen.

Die Brachytherapie – von Ihrem Arzt hören Sie in diesem Zusammenhang vielleicht auch die Begriffe „Nachladeverfahren" oder „Afterloading" – hat den Vorteil, dass die Strahlendosis wesentlich höher sein kann als bei einer Bestrahlung durch die Haut. Denn die Reichweite der Strahlen ist sehr kurz, sodass das benachbarte gesunde Gewebe geschont wird. Die strahlenden Teilchen befinden sich in einem Behälter (Applikator), der in Hohlorgane – zum Beispiel in die Gebärmutter, die Blase oder die Speiseröhre – eingesetzt und später wieder entfernt wird. Für die Behandlung von Prostatakrebs gibt es kleine radioaktiv geladene Stifte (Seeds), die direkt in die Prostata eingesetzt werden.

Manchmal kann noch während einer Operation mit der Bestrahlung begonnen werden. Bei dieser als intraoperative Radiotherapie, kurz IORT, bezeichneten Methode wird zum Beispiel im Bauchraum nach Entfernung des Tumors das Gebiet direkt mit einem Teil der gesamten Dosis bestrahlt. Dabei lassen sich strahlenempfindliche Nachbarorgane zur Seite schieben um sie zu schonen. Die restliche Strahlenmenge wird dann später von außen verabreicht.

Besonders bei Hirntumoren kommt die sogenannte stereotaktische Bestrahlung zur Anwendung. Hierbei arbeiten sehr energiereiche Strahlen so genau, als ob sie das Tumorgewebe „herausschneiden". Diese Methode wird daher auch als stereotaktische Strahlenchirurgie bezeichnet.

34. Wie wird eine Strahlentherapie verabreicht?

Ähnlich wie die Chemotherapie dauert eine Strahlenbehandlung mehrere Wochen. Bevor Sie das erste Mal „richtig“ bestrahlt werden, muss Ihr Strahlentherapeut die Dosis und das Gebiet, das bestrahlt werden soll, ganz genau berechnen. Dabei spricht er sich mit Ihren anderen Ärzten ab, damit auch alle wichtigen Aspekte berücksichtigt werden.

Es kann sein, dass Sie für die Planung der Bestrahlung einige Tage hintereinander ins Krankenhaus kommen müssen: Die komplizierten Berechnungen, die oft mithilfe einer Computertomographie oder Kernspintomographie erfolgen, nehmen viel Zeit in Anspruch.

Die einzelnen Bestrahlungen bekommen Sie in der Regel an fünf aufeinanderfolgenden Tagen der Woche, meist an den Werktagen. Die Wochenenden sind bestrahlungsfrei. Anders als bei der Chemotherapie gibt es keine längeren Pausen zwischen den Bestrahlungsterminen, sondern die Strahlentherapie endet, wenn die Gesamtmenge der Dosis erreicht ist, die Ihr Strahlentherapeut festgelegt hat.

35. Muss das Bestrahlungsfeld jedes Mal neu eingerichtet werden?

Das Bestrahlungsfeld festzulegen ist, wie gesagt, recht zeitaufwändig, daher kann es nicht vor jeder einzelnen Bestrahlung neu eingerichtet werden.

Liegt der zu bestrahlende Bereich unter Ihrer Kleidung, ist also im normalen Alltag nicht zu sehen, wird er mit einem wasserfesten Stift auf der Haut eingezeichnet. Werden Sie am Kopf oder im Gesicht bestrahlt, erhalten Sie eine speziell für Sie angefertigte Maske, auf der sich die Markierungen befinden.

36. Was ist, wenn ich mich während der Bestrahlung bewege? Dann treffen die Strahlen doch auf einen anderen Körperbereich und können dort Schaden anrichten.

Davor müssen Sie keine Angst haben. Das Gerät wird erst „scharf geschaltet“, wenn die Strahlen ganz genau auf die eingezeichnete Stelle fokussiert sind. Und da die einzelne Bestrahlung nur wenige Sekunden dauert, müssen Sie nicht minutenlang still liegen. Die Gefahr, sich in dem Moment zu bewegen, ist also äußerst gering.

Werden sehr empfindliche Bereiche bestrahlt, zum Beispiel am Kopf, kann es trotzdem sein, dass Sie zu Ihrer eigenen Sicherheit für diese kurze Zeit am Bestrahlungstisch fixiert werden.

37. Woher weiß der Arzt, welche Strahlendosis für mich richtig ist?

Wie bei der Chemotherapie werden auch bei der Radiotherapie die optimalen Strahlendosierungen in klinischen Studien ermittelt. Optimal bedeutet: Die Dosis muss so ausgelegt sein, dass die maximale Wirkung erreicht und das gesunde Nachbargewebe bestmöglich geschont wird.

Der Strahlentherapeut berechnet, welche Gesamtdosis an Strahlen für Sie erforderlich ist, und teilt diese in Einzeldosen auf. Sie erhalten die Bestrahlung also in kleinen „Häppchen“, der Fachbegriff dafür ist „Fraktionierung“. Durch diese Aufteilung können Sie mit einer insgesamt höheren Strahlenmenge behandelt werden, die die Tumorzellen mehr schädigt.

!

Eine Ganzkörperbestrahlung mit ihrer hohen Strahlendosis findet immer stationär im Krankenhaus statt.

Sonderfall Ganzkörperbestrahlung

Ergänzend zur Hochdosis-Chemotherapie (siehe Frage 26) wird die Ganzkörperbestrahlung als Bestandteil der Konditionierung eingesetzt, um bestimmte Formen von Leukämien und Lymphomen zu behandeln. Die hochenergetischen Strahlen sollen die Leukämie- oder Lymphomzellen abtöten, die Knochenmarkzellen zerstören und somit die erfolgreiche Transplantation von Stammzellen vorbereiten. Die Gesamtdosis der Strahlen liegt zwischen 4 und 12 Gray, eine große Menge, die innerhalb von meist nur drei Tagen verabreicht wird. Die gravierendste Nebenwirkung ist die – beabsichtigte – Zerstörung des blutbildenden Knochenmarks, die eine Übertragung blutbildender Zellen zwingend notwendig macht. Bei der Ganzkörperbestrahlung sind innere Organe wie das Herz und die Lunge besonders gefährdet und müssen speziell vor Strahlenschäden geschützt werden. Eine Ganzkörperbestrahlung muss immer stationär im Krankenhaus stattfinden.

38. Auf welche Nebenwirkungen muss ich mich bei der Strahlentherapie einstellen? Und was kann ich dagegen tun?

Ob sich bei Ihnen Nebenwirkungen einstellen, welche das sind und wie stark sie ausfallen, hängt von verschiedenen Faktoren ab, zum Beispiel von der Gegend, die bestrahlt wird, vor allem aber von der Strahlenmenge. Je höher die Strahlendosis ist, desto stärker wird gesundes Gewebe geschädigt, desto mehr Nebenwirkungen können auftreten. Doch dank der modernen Bestrahlungstechniken leiden insgesamt nur wenige Patienten unter starken Nebenwirkungen.

Akute Nebenwirkungen

Bei der perkutanen Bestrahlung kommt es meist zu **Hautreaktionen.** Ähnlich wie bei einem Sonnenbrand juckt die Haut, sie wird trocken und schuppig. Ziehen Sie sich dann leicht und luftig an, Ihre Kleidung sollte Sie nicht einengen. Benutzen Sie unparfümierte Pflegeprodukte, die die Haut nicht reizen, tupfen Sie sie nach dem Waschen oder Duschen nur vorsichtig ab. Vermeiden Sie während der Behandlung Sonneneinstrahlung und auch künstliche UV-Strahlen im Solarium. Oft hilft ein besonderer Puder oder eine spezielle Creme. Welche Produkte Sie verwenden dürfen, besprechen Sie bitte mit Ihrem Strahlentherapeuten.

Übelkeit und Verdauungsbeschwerden können auftreten, wenn Sie Bestrahlungen im Bauchbereich erhalten. **Schluckbeschwerden** und eine **entzündete Mundschleimhaut** können die Folge sein, wenn der Kopf- oder Rachenbereich bestrahlt wird. Treten bei Ihnen solche Nebenwirkungen auf, sollten Sie Ihre Ernährung anpassen. Achten Sie darauf, welche Nahrungsmittel Ihnen schmecken und welche Sie vertragen. In manchen Fällen kann es sinnvoll sein, die Hilfe eines Ernährungsberaters in Anspruch zu nehmen, denn es ist wichtig, dass Sie nicht zu sehr an Gewicht verlieren. Bei massiven Beschwerden können Sie eine Zeit lang auch über eine Magensonde ernährt werden. Gegen eine entzündete Mundschleimhaut gibt es Lösungen zum Spülen. Eiswürfel zu lutschen lindert die Beschwerden ein bisschen und ist eine schnelle Hilfe für zwischendurch.

Von schweren Nebenwirkungen sind insgesamt nur wenige Patienten betroffen. Die meisten Probleme treten vorübergehend auf. Liegen die Speicheldrüsen im Bestrahlungsgebiet, können Sie unter **Mundtrockenheit** leiden. Sind die Speicheldrüsen nur vorübergehend beeinträchtigt, wird Ihr Arzt Ihnen Medikamente verschreiben, die die Speichelproduktion anregen. Linderung können auch Sprays oder Gels verschaffen. Vielen hilft es auch, Kaugummi zu kauen oder Bonbons zu lutschen. Bei einer dauerhaft verringerten oder ganz ausbleibenden Speichelproduktion hilft künstlicher Speichel.

Mit **Haarausfall** brauchen Sie nur in der Körperregion zu rechnen, die direkt von den Strahlen getroffen wird.

Vielleicht bemerken Sie eine ungewöhnlich starke Müdigkeit und Erschöpfung, die Sie in Ihrem Tagesablauf und im sozialen Zusammenleben deutlich einschränkt. Dieses als Fatigue bezeichnete Phänomen kann unmittelbar oder auch als Spätfolge einer Strahlen- oder Chemotherapie auftreten. In den Fragen 47 und 48 erfahren Sie mehr darüber.

Verzögerte Folgen

Wie bei der Chemotherapie kann es auch infolge einer Strahlenbehandlung zu Spätfolgen kommen, zum Beispiel tritt die Fatigue häufig verzögert auf.

Das bestrahlte Gewebe kann auf Dauer empfindlicher bleiben, daher ist es sinnvoll, bei späteren Arztbesuchen darauf aufmerksam zu machen, dass und wo Sie bestrahlt wurden.

Lagen Eierstöcke, Gebärmutter oder Hoden im Bestrahlungsgebiet, kann es sein, dass Frauen nicht mehr schwanger werden und Männer kein Kind mehr zeugen können. Wenn Sie also noch Kinder bekommen oder zeugen möchten, besprechen Sie dies vor der Behandlung mit Ihrem Arzt!

Mögliche Nebenwirkungen der Strahlentherapie

- Hautreaktionen
- Übelkeit und Verdauungsbeschwerden
- Schluckbeschwerden
- Entzündete Mundschleimhaut
- Mundtrockenheit
- Haarausfall
- Lähmende Müdigkeit und Erschöpfung (Fatigue)

39. Muss ich für die Strahlentherapie ins Krankenhaus? Vielleicht auch, weil ich für andere Menschen eine gefährliche Strahlenquelle bin?

Die meisten Patienten kommen nur zu ihrer Bestrahlung ins Krankenhaus und können anschließend wieder nach Hause fahren. Die häufigen Fahrten bedeuten natürlich eine deutliche Belastung Ihres Alltags über einen längeren Zeitraum hinweg. Sollten Sie die Bestrahlung schlecht vertragen oder wenn Ihr Allgemeinzustand insgesamt nicht gut ist, kann die Therapie zumindest für eine gewisse Zeit auch stationär erfolgen.

Bei einer „normalen" Strahlentherapie, also einer Behandlung von außen durch die Haut, brauchen Sie nicht zu befürchten, dass Sie eine Gefahr für andere Menschen sind. Schließlich müssen Sie sich auch nach einer Röntgenaufnahme nicht von Ihren Mitmenschen fernhalten.

Werden Ihnen jedoch Applikatoren mit radioaktivem Material eingesetzt oder Seeds, müssen Sie im Krankenhaus bleiben, solange diese Teilchen ihre Strahlung abgeben. Sie können sicher sein, dass Sie erst dann wieder nach Hause gehen, wenn Sie keine „Strahlenquelle" mehr sind.

Auch wenn Sie mit einem nuklearmedizinischen Verfahren behandelt werden, kann es sinnvoll sein, dass Sie aus Gründen des Strahlenschutzes für eine gewisse Zeit besser in der Klinik bleiben.

Wenn Sie dazu noch Fragen haben oder sich nicht sicher sind, ob Sie vielleicht Ihre Familie gefährden, sprechen Sie Ihren Arzt darauf an. Er wird Ihnen dazu genaue Auskunft geben können.

40. Was ist eine Hormontherapie und wie wirkt sie?

Hormone steuern zum Teil lebenswichtige Abläufe im Körper – man denke nur an die Schilddrüsenhormone, an das Insulin, das für die Verdauung benötigt wird, oder an die Sexualhormone. Wenn keine organischen Schäden vorliegen, produziert unser Organismus die Hormone selbst. Auch manche Tumorzellen brauchen Hormone, um wachsen zu können, und diese Eigenschaft nutzt die Hormontherapie aus, indem sie die Produktion der körpereigenen Hormone oder ihre Wirkung auf die Tumorzellen unterbindet. Im eigentlichen Sinne ist diese Form der Behandlung also eher eine Antihormontherapie.

!

Zellen, die Hormone brauchen, um zu wachsen, bezeichnet man als hormonabhängig bzw. hormonrezeptorpositiv.

Hormonabhängige Zellen haben auf ihrer Oberfläche „Empfänger“ (Hormonrezeptoren), die auf das Vorhandensein von Hormonen reagieren und der Zelle das Signal geben, sich zu teilen. Dabei müssen aber „Sender“ und „Empfänger“ zusammenpassen, also das richtige Hormon muss an der richtigen Zelle andocken. Auch bestimmte Tumorzellen verfügen über solche Hormonrezeptoren.

Grundsätzlich gibt es zwei Wege, das Wachstum von hormonabhängigen Tumorzellen zu bremsen: Entweder wird der Rezeptor blockiert, sodass die Hormone keinen Anschluss mehr bekommen. Oder die körpereigene Hormonproduktion wird blockiert.

41. Bei welchen Krebsarten kommt eine Hormontherapie in Betracht?

Bisher wurden hormonabhängige Tumorzellen bei Brustkrebs, Prostatakrebs und Gebärmutterkörperkrebs nachgewiesen. Hier wirken vor allem die Geschlechtshormone Östrogen und Progesteron sowie Testosteron. Allerdings sind nicht bei jedem Patienten mit diesen Krebsarten die bösartigen Zellen auch hormonabhängig. Deshalb werden sie darauf untersucht, ob sie – wie es heißt – hormonrezeptorpositiv oder -negativ sind.

42. Wie lassen sich die Hormone unterbinden?

Die körpereigene Produktion der Geschlechtshormone erfolgt in den Eierstöcken beziehungsweise in den Hoden. Werden diese Organe entfernt, stellt der Körper sofort keine Geschlechtshormone mehr her. Ein solcher Eingriff kann allerdings nicht mehr rückgängig gemacht werden.

Heute lässt sich dieselbe Wirkung auch durch Medikamente erreichen. Sie werden als GnRH-Analoga (Gonadotropin-Releasing-Hormon-Analoga), Antihormone oder Aromatasehemmer bezeichnet und verhindern entweder die Bildung der Geschlechtshormone oder beeinflussen den komplizierten Regelmechanismus der Hormonbildung so, dass letztlich die Rezeptoren außer Kraft gesetzt werden. Die Wirkung einer solchen medikamentösen Therapie hört auf, wenn der Patient die Medikamente nicht mehr einnimmt.

Bei einer Behandlung mit Hormonen über einen längeren Zeitraum kann es auch zu sogenannten Hormonresistenzen kommen. Das bedeutet, dass sich in den Zellen, die ursprünglich hormonempfindlich waren, die Erbinformation verändert und sie dann nicht mehr auf Hormone reagieren. Dadurch gewinnen die Zellen, die von Anfang an nicht auf Hormone angesprochen haben, die Überhand. Eine Hormonbehandlung ist dann nicht mehr wirksam, und der Tumor kann wieder wachsen.

!

Wenn eine Hormontherapie für Sie in Frage kommt, lassen Sie sich alle Möglichkeiten ausführlich von Ihrem Arzt erklären.

43. Welche Nebenwirkungen kann eine Hormontherapie haben? Und was kann ich dagegen tun?

Je nachdem, ob Sie GnRHAnaloga, Antihormone oder Aromatasehemmer bekommen, fallen die Nebenwirkungen unterschiedlich aus. Nehmen Frauen vor der Menopause GnRHAnaloga, treten durch den Wegfall des Geschlechtshormons Östrogen die für Wechseljahre typischen Nebenwirkungen auf. Dazu gehören Hitzewallungen, Schlafstörungen, Ausbleiben der Menstruation, Gewichtszunahme und eventuell Stimmungsschwankungen. Männer können unter ähnlichen Symptomen leiden, häufig kommen Erektionsstörungen und eine geschwächte Libido dazu.

Im Zusammenhang mit Antihormonpräparaten zur Behandlung von Brustkrebs haben Sie vielleicht schon einmal von „Tamoxifen" gehört. Dieses Medikament kann unter anderem zu Thrombosen führen, nach den Wechseljahren zu einer veränderten Gebärmutterschleimhaut, die das Risiko für Gebärmutterkrebs erhöhen kann. Falls Ihr Arzt Ihnen Tamoxifen verschrieben hat, lassen Sie sich regelmäßig von Ihrem Frauenarzt untersuchen.

Bei den Aromatasehemmern sind die häufigsten Nebenwirkungen Gelenkbeschwerden und Osteoporose, also die Abnahme der Knochendichte.

Alle Nebenwirkungen sind bei jedem Menschen unterschiedlich stark ausgeprägt, und vielfach lassen sie sich durch Gegenmaßnahmen lindern. Es kann auch sein, dass sich die Beschwerden im Laufe der Zeit ohnehin verringern.

44. Ich habe von einer „gezielten Therapie" mit neuen Medikamenten gehört. Was hat es damit auf sich?

Wie bereits erwähnt, stehen neben den etablierten Behandlungsverfahren Operation, Chemo- und Strahlentherapie heute zusätzlich moderne Therapien zur Verfügung, die sich aus dem tieferen Verständnis der genetischen und molekularbiologischer Mechanismen des Zellwachstums ergeben haben.

Wie funktioniert der Stoffwechsel von Tumorzellen? Warum erkennt unser Immunsystem Krebs nicht? Welche Unterschiede gibt es beim Wachstum von gesunden und kranken Zellen? Zu diesen Fragen hat die Krebsforschung in den letzten Jahren viele Antworten gefunden. Und dieses Wissen hat die Entwicklung einer neuen Gruppe von Medikamenten ermöglicht: Die sogenannten zielgerichteten Arzneimittel wirken gegen Merkmale, die es so nur in Tumorzellen gibt.

Damit eine Zelle wachsen und sich teilen kann, braucht sie bestimmte Stoffe, sogenannte Botenstoffe, die über die Blutbahnen im ganzen Körper verteilt werden. Die Botenstoffe wiederum können nur wirken, wenn sie Kontakt zu den passenden Empfangsstellen auf der Oberfläche der Zellen, den Rezeptoren, finden.

Stellen Sie sich – sehr vereinfacht – eine Zelle vor wie eine Kugel, in der verschiedene Stäbchen stecken. Das eine Ende steckt in der Kugel, das andere Ende schaut heraus und dieses sichtbare Ende ist quasi der Rezeptor. Ein Botenstoff passt immer nur auf einen ganz bestimmten Rezeptor. Verbindet sich der Botenstoff nun mit „seinem" Rezeptor, gelangt die Information darüber durch das Stäbchen ins Innere der Zelle und setzt das Zellwachstum und die Zellteilung in Gang.

Unser Körper kennt viele verschiedene Typen von Botenstoffen und Rezeptoren, von denen aber nur vier das Zellwachstum maßgeblich steuern. Tumorzellen haben auf ihrer Oberfläche oft sehr viel mehr Rezeptoren als gesunde Körperzellen, und dementsprechend oft können sich Botenstoff und Rezeptor zusammenschließen. Auf diese Weise erhalten die Zellen vermehrt das Signal, sich zu teilen, und der Tumor vergrößert sich.

Darüber hinaus braucht jede Zelle Nahrung, um zu wachsen. Die Blutgefäße in unserem Körper transportieren Sauerstoff und Nährstoffe in die Gewebe. Da Tumorzellen jedoch schneller wachsen und sich häufiger teilen, haben sie wesentlich mehr „Hunger" und benötigen mehr Nahrung, die sie durch die normale Anzahl der Blutgefäße aber nicht erhalten. Daher sorgen die Krebszellen dafür, dass mehr und neue Blutgefäße entstehen oder dass sich die vorhandenen Blutgefäße in den Tumor hinein ausdehnen. Dieser Vorgang – in der Fachsprache als Angiogenese bezeichnet – wird ebenfalls von dem Zusammenspiel von Botenstoffen und Rezeptoren geregelt.

Diese beiden eben beschriebenen Mechanismen bilden den Ansatzpunkt für molekularbiologische Therapien: Entweder wird der Zusammenschluss von Botenstoff und Rezeptor verhindert, indem zum Beispiel der Rezeptor blockiert wird, oder die Bildung neuer Blutgefäße wird unterbunden.

!

Die neuen Therapien richten sich gezielt gegen Krebszellen und nicht gegen gesunde Zellen. Sie werden deshalb auch als zielgerichtete Therapien bezeichnet.

Das Besondere an diesen neuen Behandlungsmethoden ist, dass sie sich ganz gezielt gegen Krebszellen richten, nicht aber gegen gesunde Körperzellen. Sie werden deshalb als zielgerichtete Therapien oder targeted therapies bezeichnet.

Damit eine Tumorzelle durch eine zielgerichtete Therapie überhaupt angegriffen werden kann, muss sie die passenden Voraussetzungen bieten, also zum Beispiel den richtigen Rezeptor aufweisen. Aus diesem Grund erfolgen bei der Diagnose oft umfangreiche molekularbiologische Untersuchungen der Tumorzellen.

Die Wirkstoffe der Medikamente, die für diese Therapien entwickelt werden, zeichnen sich in ihren Namen durch bestimmte

Endungen aus: Sogenannte monoklonale Antikörper enden auf „-mab" und entfalten ihre Wirkung außerhalb der Zellen; die Endungen „-mib" oder „-nib" kennzeichnen „kleine Moleküle", die in den Zellen ansetzen.

Manche „monoklonale Antikörper" können aber noch mehr: Wenn sie sich an bestimmten Stellen einer Krebszelle festsetzen, „markieren" sie diese als kranke Zelle. Auf diese reagiert das körpereigene Abwehrsystem und bekämpft sie.

Diese Wirkungsweisen sind zukunftsweisend, sie basieren jedoch auf hochkomplizierten Vorgängen. Die passenden Wirkstoffe zu entwickeln und durch die klinische Prüfung zu schleusen, dauert sehr lange. Für einige Krebsarten, z. B. für den metastasierten schwarzen Hautkrebs, gibt es jedoch bereits klinisch geprüfte zielgerichtete Therapien.

Immuntherapie

Ein Behandlungsansatz der zielgerichteten Therapien ist die Tumorimpfung. Dazu werden Immunzellen eines Krebskranken mit Tumorantigenen konfrontiert und dem Patienten dann wieder injiziert. Als Reaktion bildet sein Immunsystem Antikörper, die diese Antigene als feindlich erkennen, sodass die entsprechenden Zellen bekämpft werden. US-Forscher entwickelten nach diesem Prinzip einen Impfstoff für Patienten mit Prostatakrebs, der auch in Deutschland kurz vor der Zulassung steht.

!

Einen sehr guten Überblick über die komplexen Hintergründe der Immuntherapie finden Sie unter www.krebsinformation.de

Bei einer anderen Strategie werden tumorbekämpfende T-Killerzellen des Patienten mithilfe molekularbiologischer Verfahren vermehrt und dem Patienten zurückgegeben.

Der wichtigste Ansatz in der Krebsimmuntherapie ist derzeit aber die Behandlung mit Antikörpern. Ihre Fähigkeit, sich wie ein Schlüssel im Schloss an das jeweilige Tumorantigen zu heften, ermöglicht die Entwicklung gezielt wirkender molekularer Medikamente. Dafür werden gentechnisch hergestellte Antikörper so präpariert, dass sie giftige Substanzen zur Krebszelle transportieren oder deren Stoffwechsel stören. Bei einem anderen Verfahren werden Antikörper eingesetzt, um die Bremsen des Immunsystems zu lösen.

45. Ich habe gehört, dass bei einigen wenigen Krebsarten zunächst gar nicht behandelt wird. Warum nicht? Und woher weiß der Arzt, wann doch mit einer Therapie begonnen werden muss?

Es gibt in der Tat einige Tumorarten, die zunächst nicht behandelt werden, sondern bei denen die Ärzte lediglich den Verlauf der Erkrankung beobachten. Dazu gehören bestimmte Formen des Prostatakarzinoms und die chronische Leukämieform CLL (chronisch lymphatische Leukämie), die häufigste Leukämieform bei Erwachsenen. Bei letzterer hat man in wissenschaftlichen Studien festgestellt, dass der Großteil der Betroffenen die Diagnose im Anfangsstadium erhält und dass die Standardbehandlung bei CLL – die Chemotherapie – die Gesamtüberlebensrate der Patienten nicht verbessert, aber schwere Nebenwirkungen mit sich bringt.

Patienten mit CLL werden beobachtet und verschiedene Parameter, die eine Verschlechterung der Erkrankung anzeigen, regelmäßig überprüft. Schreitet die Krankheit fort, kann immer noch eine Therapie erfolgen. Ähnlich wird es bei manchen Männern mit einem kleinen Prostatakarzinom gehandhabt, das keine Beschwerden verursacht.

Für diese Therapieoptionen gibt es die Begriffe „watchful waiting", „wait and see" oder auch „active surveillance" beziehungsweise die deutschen Begriffe „aktive Überwachung", „Abwarten und Beobachten" oder „Aktive Beobachtung". Experten sehen leichte Unterschiede in der Bedeutung dieser Begriffe, aber klare Definitionen existieren nicht. Gemeinsam ist allen Optionen, dass der diagnostizierte Tumor nicht aktiv behandelt wird.

46. Mein Arzt hat mir geraten, abzuwarten, doch auf Dauer belastet mich das sehr. Kann ich verlangen, dass ich doch behandelt werde?

Manche Menschen empfinden den Gedanken, einen Tumor in sich zu haben, gegen den nichts unternommen wird, als sehr belastend. Obwohl sie anfangs mit einer abwartenden Strategie einverstanden waren, sie vielleicht sogar als vorteilhaft ansahen, dominiert irgendwann der Wunsch in ihnen, dass sie nun doch behandelt werden. Sprechen Sie in diesem Fall mit Ihrem Arzt und fragen Sie ihn, wie am besten vorgegangen werden kann. Wie anfangs erwähnt (siehe Frage 16), entscheiden Sie in wesentlichen Teilen über Ihre Behandlung.

47. Ich bin immer bleiern müde, obwohl ich eigentlich genug schlafe. Woran kann das liegen?

Sie gehen abends beizeiten ins Bett, und obwohl Sie eigentlich lange genug geschlafen haben, fühlen Sie sich sehr bald nach dem Aufstehen schon wieder erschöpft und müde. Jede Tätigkeit fällt Ihnen schwer, manchmal schlafen Sie sogar im Sitzen ein. Auch Ihre sozialen Kontakte leiden, weil selbst kurze Treffen Sie unendlich anstrengen. Wenn Sie sich in dieser Beschreibung wiederfinden, könnte es sein, dass Sie unter Fatigue (ausgesprochen „fatíg“) leiden. Die Bezeichnung dieser Erkrankung kommt aus dem Französischen und heißt übersetzt „Erschöpfung, Müdigkeit“. Teilweise kann die Tumorerkrankung selbst diese Müdigkeit auslösen. Vielfach ist sie aber eine Nebenwirkung der Chemo- oder Strahlentherapie, die während der Behandlung anhält. Es kann aber auch sein, dass Sie länger damit leben müssen oder dass sie erst nach der Behandlung auftritt.

Hauptursache für die Erschöpfung ist ein Mangel an roten Blutkörperchen (Anämie), den Sauerstofftransporteuren des Körpers. Ihre Produktion wird besonders durch die Chemotherapie beeinflusst. Zu wenig rote Blutkörperchen führen zu Blutarmut, die Organe sind mangelhaft mit Sauerstoff versorgt, wodurch der gesamte Organismus geschwächt wird.

Neben der Blutarmut gibt es auch andere Ursachen für Fatigue: etwa die Tumorerkrankung selbst, psychische Nachwirkungen, andere Erkrankungen, bestimmte Medikamente oder zu wenig Bewegung. Aus den Ursachen ergeben sich die Behandlungsmöglichkeiten, dazu in der folgenden Frage mehr.

Es gibt Betroffene, die berichten, dass ihr Alltag durch diese sehr ausgeprägte Erschöpfung extrem leidet. Sie können kaum einfache Tätigkeiten erledigen wie einkaufen, bügeln oder Rasen mähen. Sie können sich nicht auf ein Buch konzentrieren oder an einer Familienfeier teilnehmen. Dies ist zusätzlich zur Krankheit eine große Belastung. Und wenn Fatigue länger anhält oder als Spätfolge auftritt, werden Ihre Hoffnung und Ihr Wunsch, nach weitgehendem Abschluss der Behandlung in die Normalität zurückzukehren, auf eine harte Probe gestellt.

Ursachen von Fatigue

- Blutarmut infolge eines Mangels an roten Blutkörperchen
- Die Tumorerkrankung selbst
- Psychische Nebenwirkung der Tumorerkrankung
- Begleiterkrankungen
- Nebenwirkung von Medikamenten
- Bewegungsmangel

48. Kann man Fatigue behandeln?

Die Behandlung von Fatigue ist schwierig und sehr langwierig. Wichtig ist zunächst einmal, dass Ihr Arzt überhaupt feststellt, ob und dass Sie an Fatigue leiden. Da es sich um eine noch weithin unbekannte und unerforschte Krankheit handelt und zudem im Grunde jeder Tumorpatient mehr oder weniger müde ist, kann es eine Weile dauern, bis die Diagnose Fatigue feststeht.

Sollten Sie den Eindruck haben, dass Ihr Arzt Ihre Erschöpfung nicht ernst genug nimmt, lassen Sie nicht locker oder wenden Sie sich an einen anderen Arzt. Es gibt mittlerweile Fragebögen, mit denen sich Fatigue erfassen lässt; zudem ist Ihre Mithilfe äußerst wichtig, denn nur Sie können genau beschreiben, wie Sie sich fühlen. Dabei geht es nicht nur um Ihren körperlichen Zustand, sondern auch um Ihr seelisches Befinden und um Ihre geistige Leistungs- und Konzentrationsfähigkeit. Versuchen Sie, diese drei Bereiche, die durch die Erschöpfung beeinflusst werden, genau zu beschreiben und festzulegen, seit wann Sie sich so fühlen.

Je nach vermuteter oder auch nachgewiesener Ursache von Fatigue gibt es verschiedene Behandlungsansätze. Leiden Sie an Blutarmut, lässt sich diese durch eine Bluttransfusion roter Blutkörperchen recht rasch beheben. Das Risiko von Nebenwirkungen ist aber ziemlich groß. Alternativ kann die Produktion der roten Blutkörperchen medikamentös durch ein Hormon erhöht werden; diese Therapie kommt jedoch nur während der Strahlen- oder Chemotherapie in Betracht, und es dauert relativ lange, bis sie wirkt.

Wie erwähnt, ist zu wenig Bewegung eine der möglichen Ursachen von Fatigue. Daher ist es sinnvoll und angeraten, dass Sie sich jeden Tag ein bisschen bewegen, vor allem, wenn Ihre Erschöpfung schwerpunktmäßig Ihre körperliche Leistungsfähigkeit beeinträchtigt. Vielleicht kommt es Ihnen paradox vor, dass

Bewegung Ihre Erschöpfung verringern soll. Aber inzwischen ist wissenschaftlich erwiesen, dass eine vollkommene Schonung genau den gegenteiligen Effekt hat. Ihre Leistungsfähigkeit nimmt also immer mehr ab, je ruhiger Sie sich verhalten. Bewegen Sie sich aber gerade ausreichend, bessert sich mit der Zeit Ihr Wohlbefinden, und Sie werden feststellen, dass Sie ganz allmählich wieder leistungsfähiger werden.

Fühlen Sie sich eher seelisch müde und ausgebrannt, wenden Sie sich an einen qualifizierten Psychotherapeuten. Dieser sollte möglichst Erfahrung mit der Behandlung von Fatigue haben.

Wenn Sie unter ausgeprägter Fatigue leiden, werden Sie feststellen, dass sie Ihren Alltag deutlich beeinflusst, ja beeinträchtigt. Angehörige und Freunde, die anfangs sicher verständnis- und rücksichtsvoll waren, können Ihre lange andauernde Erschöpfung oftmals gar nicht nachvollziehen und glauben vielleicht sogar, Sie müssten sich nur einmal „zusammenreißen“. Dem ist nicht so, aber vielfach ist dies den anderen schwer zu vermitteln. Hier ist es hilfreich, wenn Sie sich selbst darüber im Klaren sind, dass Ihre Müdigkeit eine eigene Erkrankung ist, und wenn Sie offen damit umgehen.

!

In dem „blauen Ratgeber“ zum Thema Fatigue der Deutschen Krebshilfe finden Sie einen Vordruck für ein „Energietagebuch“.

Für Ihre Selbsteinschätzung ist es wichtig, dass Sie sich selbst genau beobachten und das richtige Maß zwischen zu viel und zu wenig Alltagstätigkeiten finden. Dabei kann es Ihnen helfen, wenn Sie für einige Zeit Buch darüber führen, was Sie gemacht haben und wie es Ihnen bekommen ist. So ein „Energietagebuch“ kann Ihnen und auch Ihrem Arzt helfen, Strategien gegen die Fatigue zu entwickeln. In ihrer Reihe „Die blauen Ratgeber“ bietet die Deutsche Krebshilfe auch eine Broschüre zum Thema Fatigue an (Nr. 51), darin finden Sie einen sehr hilfreichen Vordruck für ein „Energietagebuch“ (siehe Seite 78).

49. Ich habe Angst vor starken Schmerzen. Womit muss ich rechnen? Und was kann man dagegen tun?

Fragt man Menschen, wovor sie sich im Zusammenhang mit einer Krebserkrankung am meisten fürchten, antworten viele, dass sie vor allem Angst vor Schmerzen haben. In der Tat treten bei einem Tumorleiden oft Schmerzen auf: zum Beispiel infolge einer Operation, aber auch wenn der Tumor Druck auf Nerven oder auf andere Organe ausübt. Die Entstehung von Schmerzen ist sehr komplex und kann in diesem Rahmen nicht im Detail beschrieben werden. Nur so viel: Je nach Ursache und Entstehungsort wirken verschiedene Schmerzmittel. Insofern ist es wichtig, genau zu wissen, wo die Schmerzen entstehen, um eine maßgeschneiderte Behandlung festlegen zu können.

Schmerzen lassen sich heute mit einer effektiven Schmerztherapie sehr gut bekämpfen. Für kranke Menschen ist das von elementarer Bedeutung, denn Schmerzen beeinträchtigen die Lebensqualität ganz erheblich. Die Art der Medikamente richtet sich danach, wo die Schmerzen entstehen, welche Ursache sie haben und wo sie infolgedessen wirken sollen. Allgemein unterscheidet man die sogenannten Opioide von den Nicht-Opioiden. Zu den Opioiden gehören Morphin und damit verwandte Medikamente.

Eine moderne Tumorschmerztherapie zielt darauf ab, den Patienten ihre Schmerzen dauerhaft zu nehmen. Das bedeutet, dass Sie die Medikamente kontinuierlich einnehmen, dass Sie also die Folgedosis einnehmen, bevor die Wirkung der vorhergehenden nachlässt. Für plötzlich auftretende Schmerzen, sogenannte Schmerzspitzen, haben Sie zusätzliche Schmerzmittel, auf die Sie nach Bedarf zugreifen können.

!

Die Tumorschmerztherapie zielt darauf ab, den Patienten ihre Schmerzen dauerhaft zu nehmen.

Schmerztherapie nach dem Schema der WHO

Seit langem wird die Einnahme von Schmerzmedikamenten nach dem dreistufigen Schema der Weltgesundheitsorganisation (WHO) empfohlen. Danach wird auf Stufe I mit den Nicht-Opioiden begonnen, das sind „normale“ Schmerzmittel, die Sie wahrscheinlich von früher schon kennen. Bei diesen Medikamenten ist irgendwann die Höchstdosis erreicht. Das bedeutet, wenn Sie von diesem Medikament eine noch höhere Dosierung einnehmen würden, ließe sich damit keine stärkere Wirkung mehr erzielen. Ist dieser Punkt erreicht, erhalten Sie auf Stufe II schwache oder mittelstarke Opioide; dabei kann es sein, dass die bisherigen Schmerzmittel mit den neuen kombiniert werden – es sei denn, Sie haben die Nicht-Opioide nicht vertragen. Auch für die schwachen Opioide gibt es irgendwann eine Höchstdosis, ab der sich keine bessere schmerzstillende Wirkung mehr erreichen lässt. Auf Stufe III werden schließlich stark wirksame Opioide eingesetzt, zum Beispiel die bereits zuvor erwähnten Morphine. Auch sie können wiederum mit den Nicht-Opioiden kombiniert werden. Für diese stark wirksamen Opioide gibt es keine maximale Dosierung, das bedeutet, wann immer die verabreichte Dosis nicht mehr ausreicht, um die Schmerzen zu stillen, kann sie erhöht werden.

Drei Stufen der Schmerztherapie

Stufe I: Nicht-Opioide, also normale Schmerzmittel; begrenzte Wirksamkeit

Stufe II: schwache oder mittelstarke Opioide, evtl. kombiniert mit normalen Schmerzmitteln; begrenzte Wirksamkeit

Stufe III: stark wirksame Opioide, z. B. Morphine, evtl. kombiniert mit normalen Schmerzmitteln; unbegrenzte Wirksamkeit

Auch Schmerzmittel können unerwünschte Nebenwirkungen haben, sich etwa auf den Magen-Darm-Trakt auswirken, Übelkeit oder Müdigkeit verursachen. Diese Nebenwirkungen lassen sich aber meistens gut durch Begleitmedikamente beheben. Vielleicht scheuen Sie davor zurück, noch mehr Medikamente einzunehmen, und neigen eher dazu, Ihre Schmerzen bis zu einem gewissen Grad auszuhalten. Sie werden aber recht schnell feststellen, dass dauerhafte Schmerzen Ihren Alltag, Ihre Lebensfreude und Ihre Lebensqualität erheblich beeinträchtigen, und insofern kann ich Ihnen nur empfehlen, sich an einen Arzt zu wenden, der auf die Behandlung von Schmerzen spezialisiert ist.

Es gibt in Deutschland gute Schmerztherapeuten und Schmerzambulanzen, die viel Erfahrung mit Tumorpatienten haben und für Sie eine individuelle und auf Ihre Bedürfnisse abgestellte Dosierung zusammenstellen können.

Nach wie vor haben viele Menschen Vorbehalte gegen Morphium und verwandte Opioide. Sie haben Bedenken, sie könnten davon abhängig werden oder nur noch in einer Art Dämmerzustand leben. In dieser Ansicht fühlen sie sich auch dadurch bestärkt, dass diese Medikamente unter das Betäubungsmittelgesetz fallen und mit einem speziellen Rezept und nur unter bestimmten Auflagen verschrieben werden dürfen. Diese Vorbehalte sind jedoch nicht gerechtfertigt, denn langjährige Untersuchungen haben gezeigt, dass Opioide zur Schmerzbehandlung anders auf den Organismus wirken, als wenn sie missbräuchlich in Form von „Rauschgift“ genommen werden. Lange Zeit konnten sich auch Ärzte nicht ganz von diesen Bedenken freimachen und haben Opioide eher zurückhaltend verordnet; in den letzten Jahren haben viele von ihnen in diesem Punkt dazugelernt. Mittlerweile hat auch der Gesetzgeber die strengen Vorschriften für das Verschreiben dieser Schmerzmittel etwas gelockert.

> **!**
> Über 80 Prozent der Tumorpatienten können mit der heutigen Schmerztherapie gut von ihren Schmerzen befreit werden.

Vielleicht fragen Sie sich, wie es Ihrem Arzt gelingen kann, die für Sie maßgeschneiderte Medikamentenzusammenstellung und

Dosierung zu finden. Das ist nur möglich, wenn Sie ihn dabei unterstützen. Nur Sie allein wissen, wie stark Ihre Schmerzen sind, wann, wie oft und wo genau sie auftreten, daher wird er Ihnen dazu viele Fragen stellen. Es ist wichtig, dass Sie diese Fragen möglichst genau beantworten können. Es kann sinnvoll sein, dass Sie sich zuvor ein paar Notizen machen oder auch ein „Schmerztagebuch" führen, in dem Sie exemplarisch für ein paar Tage alle Details aufschreiben und auch die Intensität Ihrer Schmerzen erfassen.

„Die blauen Ratgeber" der Deutschen Krebshilfe
Vorlagen für solche Schmerztagebücher finden Sie im Internet auf den Seiten verschiedener pharmazeutischer Firmen. Eine neutrale Vorlage bietet die Deutsche Krebshilfe in ihrer Reihe „Die blauen Ratgeber", in der Broschüre Nr. 50 „Schmerzen bei Krebs".
Diese Ratgeber können Sie im Internet kostenlos bestellen oder herunterladen unter: www.krebshilfe.de/wir-informieren/material-fuer-betroffene/blaue-ratgeber.html.

Neben der rein medikamentösen Behandlung von Schmerzen gibt es noch andere Optionen: Je nach Bedarf lassen sich Beschwerden mit Bestrahlungen lindern, mit physiotherapeutischen Maßnahmen oder auch mit psychotherapeutischen Ansätzen wie etwa Entspannungstechniken.

Lassen Sie mich abschließend noch einmal betonen, dass es heute sehr viel Erfahrung in der Schmerztherapie gibt und dass über 80 Prozent der Tumorpatienten gut von ihren Schmerzen befreit werden können.

50. Ich möchte selbst etwas zu meiner Behandlung beitragen – was kann ich tun?

Diese Frage stellen sehr viele Krebskranke. Sie vertrauen sich dem Arzt oder dem Ärzteteam an und arbeiten auch mit, aber je weiter ihre Behandlung fortgeschritten ist, desto häufiger haben sie den Wunsch, einen eigenen aktiven Beitrag zu leisten. Sie engagieren sich vielleicht in einer Selbsthilfegruppe oder suchen sich speziell für sie geeignete Sportangebote. Ganz allgemein lässt sich sagen, dass Sie selbst am allerbesten wissen, was Ihnen guttut und was nicht. Insofern sind zwar Ratschläge von Angehörigen und Freunden gut gemeint, aber ob sie damit wirklich das für Sie Richtige treffen, können nur Sie entscheiden. Lassen Sie sich also zu nichts drängen oder überreden, was Sie eigentlich nicht möchten.

Ganz oft kommen in dieser Zeit auch andere Behandlungen in den Blick, die nicht zu den schulmedizinischen gehören, sogenannte komplementärmedizinische Verfahren. Ob aus eigenen Erfahrungen, aus Erzählungen anderer oder aus Presseberichten – die Quellen dafür sind meist vielfältig und sollten durchaus kritisch betrachtet werden.

51. Was ist allgemein von alternativen Verfahren zu halten? Und gibt es bei diesen Verfahren Risiken?

Zunächst einmal möchte ich den Begriff der „alternativen" Verfahren ersetzen durch „komplementäre", also „ergänzende" Verfahren. Der Begriff Komplementärmedizin steht für Verfahren, die sich als Ergänzung zur Schulmedizin verstehen. Die schulmedizinische Behandlung einer gravierenden Erkrankung wie Krebs stützt sich auf Verfahren, die auf einer soliden wissenschaftlichen Basis stehen. Viele sind – wie es im Fachjargon heißt – evidenzbasiert, das heißt, sie wurden in jahrelangen Studien an einer großen Zahl von Patienten erprobt. Für komplementärmedizinische Methoden gibt es solche evidenzbasierten Ergebnisse bisher nicht. Zudem fehlt vielfach die genau definierte medizinische Indikation, aber „Allheilmittel" im wahrsten Sinne des Wortes darf man in der Medizin nicht erwarten.

Betrachten Sie komplementärmedizinische Behandlungen also als Ergänzungen zu den schulmedizinischen, jedoch nicht als Ersatz. Wichtig ist es, dass Sie solchen Angeboten kritisch gegenüberstehen. Weder in der Schulmedizin noch bei ergänzenden Verfahren gibt es Wundermittel. Wenn Ihnen der Anbieter eines Verfahrens verspricht, dass Sie ohne Nebenwirkungen geheilt werden können, dann ist diese Aussage sicher unseriös.

Andererseits sollten Sie komplementäre Angebote grundsätzlich nicht von vornherein als Humbug abtun. Manche können dazu beitragen, Nebenwirkungen der Tumortherapie zu lindern, oder sie tun einfach Ihrer Psyche gut.

> **!**
> In den wissenschaftlichen Leitlinien finden sich keine Empfehlungen für komplementärmedizinische Methoden.

Die Bandbreite bei den komplementären Verfahren ist ungeheuer groß: Sie reicht von der allgemein bekannten Misteltherapie über Nahrungsergänzungsmittel, Homöopathie und die Traditionelle Chinesische Medizin (TCM) bis hin zu radikalen Diäten und der gefährlichen „Germanischen Neuen Medizin". Dementsprechend unterschiedlich fallen auch die Bewertungen der Verfahren aus. Besonders hellhörig sollten Sie werden, wenn der Anbieter einer Methode von Ihnen verlangt, dass Sie auf alle anderen Behandlungen verzichten sollen, oder wenn er sonst in großem Umfang Einschränkungen oder gar Stillschweigen von Ihnen erwartet.

Bei bestimmten Krebserkrankungen ist Vorsicht geboten, wenn es sich bei den ergänzenden Angeboten um Produkte handelt, die Ihr Immunsystem stimulieren: Sollte die Tumorerkrankung nämlich mit dem Immunsystem zusammenhängen, kann eine Anregung der körpereigenen Abwehr sogar gefährlich sein.

Wenn Sie sich mit einem Verfahren beschäftigen, fragen Sie auf jeden Fall nach, ob es darüber ausführliche Informationen gibt, und lesen Sie diese kritisch durch. Informieren Sie sich vor allem, was für Kosten auf Sie zukommen! Fallen diese ungewöhnlich hoch aus, sollten Sie misstrauisch sein.

52. Soll ich meinen behandelnden Arzt informieren, dass ich ergänzende Verfahren in Anspruch nehmen möchte?

Ja, es ist sogar ganz besonders wichtig, dass Ihr behandelnder Arzt darüber Bescheid weiß. Auch wenn es vielleicht nur um rein pflanzliche Produkte geht oder um Nahrungsergänzungsmittel wie etwa Vitamine: Es kann zu Wechselwirkungen mit den Medikamenten kommen, die Sie sonst einnehmen, oder Ihre Laborwerte können sich plötzlich verändern. Dann muss Ihr Arzt einen Zusammenhang herstellen können.

53. Wer übernimmt die Kosten für solche Behandlungen?

Auch wenn ergänzende Verfahren eigentlich nicht im Leistungskatalog der Krankenkassen vorgesehen sind, so geschieht es doch immer wieder, dass sie zumindest einen Teil der Kosten dafür übernehmen. Damit Sie keine unliebsamen Überraschungen erleben, erkundigen Sie sich vorher bei Ihrer Krankenkasse, wie es sich bei dem Verfahren, das Sie ins Auge gefasst haben, verhält.

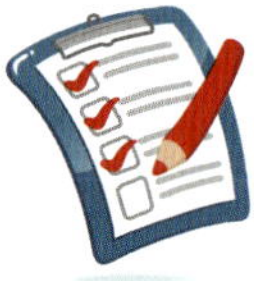

Die verschiedenen Behandlungsmöglichkeiten – Ihre Checkliste

- Weiß ich jetzt genug über die einzelnen Behandlungsschritte?
- Habe ich das, was der Arzt mir erklärt hat, verstanden?
- Wenn nicht: Wann kann ich mit dem Arzt noch einmal darüber sprechen?
- Wen möchte ich zu diesem Gespräch mitnehmen?
- Weiß ich, wie lange ich voraussichtlich im Krankenhaus bleiben muss?
- Wurde mir gesagt, ob ich sofort operiert werde oder erst später?
- Wurde mir gesagt, ob sich an die Operation eine Chemotherapie anschließen wird?
- Weiß ich, ob ich dafür erneut ins Krankenhaus muss oder ob sie auch ambulant möglich ist?
- Weiß ich, ob ich die ambulante Behandlung in „meinem" Krankenhaus machen kann?
- Kann ich zur Chemotherapie selbst mit dem Auto fahren?
- Konnte ich in Erfahrung bringen, wie stark die Nebenwirkungen der Chemotherapie ausfallen werden, wie schnell sie auftreten und wie lange sie anhalten werden?
- Weiß ich, ob ich jedes Mal mit diesen Nebenwirkungen rechnen muss?
- Weiß ich, ob die Nebenwirkungen im Laufe der Zyklen stärker oder schwächer ausfallen?
- Wurde mir gesagt, ob sich an die Operation eine Strahlentherapie anschließen wird?
- Weiß ich, ob ich ambulant bestrahlt werden kann?
- Ist es möglich, die ambulante Bestrahlung in „meinem" Krankenhaus zu machen?
- Kann ich zur Strahlentherapie selbst mit dem Auto fahren?
- Wurde mir gesagt, wie stark die Nebenwirkungen der Strahlentherapie ausfallen werden? Wie schnell sie auftreten und wie lange sie anhalten werden?
- Weiß ich, ob ich nach den Bestrahlungen meinen Alltagstätigkeiten nachgehen kann? ▶▶

- Weiß ich, ob für mich eine Hormontherapie in Frage kommt?
- Weiß ich, mit welchen Nebenwirkungen ich bei einer Hormontherapie rechnen muss?
- Weiß ich, wie lange ich Hormonmedikamente einnehmen muss?
- Habe ich das Gefühl, dass mir alle Behandlungsverfahren vorgeschlagen wurden, die für mich in Frage kommen?
- Sind neue Behandlungsverfahren, die mir vorgeschlagen werden, wirklich erprobt genug?
- Habe ich mir bewusst gemacht, was die abwartenden Strategie für mich bedeutet? Weiß ich, an wen ich mich wende, wenn ich doch eine Behandlung möchte?
- Ist mir klar, dass meine dauernde Müdigkeit nichts mit zu wenig Schlaf zu tun hat, und weiß ich, wie ich das meiner Familie deutlich machen kann?
- Was nehme ich mir vor zu tun, wenn ich unter Fatigue leide?
- Wie gehe ich damit um, wenn ich starke Schmerzen habe?
- Habe ich genügend Informationen über Schmerzmittel, die für mich in Frage kommen?
- Lege ich Wert darauf, ein „alternatives" Verfahren auszuprobieren?
- Weiß ich genügend über das komplementärmedizinische Verfahren, das ich in Anspruch nehmen möchte? Bin ich mir sicher, dass es seriös ist?
- Wenn ich daran zweifele, weiß ich, wo ich mich nach der Beurteilung des Verfahrens erkundigen kann?
- Habe ich mit meinem Arzt bereits darüber gesprochen, dass ich mit einer zusätzlichen Behandlung anfangen möchte?
- Weiß ich, welche Kosten dabei auf mich zukommen, und habe ich das Geld dafür?

WENN HEILUNG NICHT MEHR MÖGLICH IST – LEBENSQUALITÄT ERHALTEN

Jeder Mensch hat seine eigene Definition von Lebensqualität. Bei einer fortschreitenden, unheilbaren Erkrankung ist es unter Umständen wichtig, dass der Kranke diesen Begriff für sich neu definiert. Die Palliativmedizin fördert und respektiert die Autonomie der Patienten.

54. Meine Erkrankung ist fortgeschritten, mein Arzt hat mir die Behandlung auf einer Palliativstation empfohlen. Was ist das?

!

Palliativstationen in Krankenhäusern sind eigenständige, in ein Krankenhaus integrierte spezialisierte Einrichtungen, in denen schwerstkranke und sterbende Menschen behandelt und gepflegt werden.

In der Krebsmedizin hat es in den letzten Jahrzehnten große Fortschritte gegeben, und heute werden viel mehr Patienten von ihrer Erkrankung dauerhaft geheilt als früher. Trotzdem gibt es Menschen, deren Krankheit so weit fortgeschritten ist, dass ihre Krankheit nur noch lindernd behandelt werden kann. Bei ihnen geht es darum, ihnen für die restliche Lebenszeit möglichst viel Lebensqualität zu erhalten. Dies zu gewährleisten, ist die Aufgabe der Palliativmedizin. Behandelt werden die schwer kranken Menschen auf Palliativstationen oder durch ambulante Palliativdienste.

Schon das Wort „palliativ“ beschreibt, was sich hinter dieser Behandlung verbirgt: Das lateinische Wort „palliatum“ bedeutet „mit einem Mantel bedeckt“. Die Palliativmedizin umhüllt also schwerstkranke Menschen mit einem Mantel aus Fürsorge, um ihre quälendsten Beschwerden und Leiden zu lindern.

Schmerzen nehmen kranken Menschen in ganz besonderer Weise ihre Lebensqualität, und daher konzentriert sich die palliative Behandlung sehr intensiv darauf, die Betroffenen dauerhaft und wirksam von ihren Schmerzen zu befreien. Andere körperliche Beschwerden, die entweder der Tumor selbst oder seine Metastasen verursachen, zum Beispiel Probleme beim Atmen oder Schlucken als Folge der fortgeschrittenen Krebskrankheit, werden ebenso gelindert. Wenn es notwendig ist, sogar mit kleinen operativen Eingriffen.

Die Sorge um das seelische und geistige Wohl des kranken Menschen und seiner Angehörigen geht bei der Palliativmedizin mit der rein medizinischen Betreuung Hand in Hand. Die Tatsache, dass das Leben sich dem Ende zuneigt, ist von allen Beteiligten schwer zu akzeptieren und zu verarbeiten, eventuell vorhandene Konflikte oder unbewältigte Probleme aus der Vergangenheit müssen geklärt werden, damit der unheilbar Kranke in Ruhe Abschied nehmen kann. Das Team auf der Palliativstation unterstützt alle Beteiligten bei der Vorbereitung auf das Lebensende. Die Trauerbegleitung für Freunde und Familie setzt sich – wenn gewünscht – auch nach dem Tod des Kranken fort. Daher sind auf einer Palliativstation neben den Ärzten und dem Pflegepersonal auch Sozialarbeiter, Seelsorger und Psychologen in die Betreuung der Patienten und ihrer Familien eingebunden.

Auch wenn Palliativstationen an Krankenhäuser angegliedert sind, so sind sie doch keine „normale" Krankenhausstation. Wer einmal auf einer Palliativstation war, wird die besondere Atmosphäre dort wahrgenommen haben. Der typische Krankenhauscharakter wird vermieden. Meist sind die Zimmer wohnlich und in warmen Farben eingerichtet, oft kann ein Angehöriger im Zimmer des Patienten mit übernachten. Essen nach Appetit ersetzt die starre Routine der Krankenhausmahlzeiten.

Eine Palliativstation ist jedoch nicht mit einem Hospiz gleichzusetzen: Während erstere zu einem Krankenhaus gehört und das Ziel hat, die Beschwerden der Patienten so zu lindern, dass sie möglichst wieder nach Hause entlassen werden können, sind

Hospize unabhängige Einrichtungen, die die Gäste bis zu ihrem Lebensende betreuen (siehe Frage 57).

55. Wer betreut mich zu Hause, wenn ich aus der Palliativstation entlassen worden bin?

Umfragen zeigen es immer wieder: Die meisten Menschen möchten ihre letzte Lebensphase zu Hause verbringen. Allerdings benötigen die Angehörigen bei der Pflege und Versorgung der Schwerkranken zuverlässige und kompetente Hilfe und Unterstützung. Viele Palliativstationen haben daher ambulante Dienste etabliert, deren Mitarbeiter mit den besonderen Bedürfnissen schwerstkranker Menschen und den speziellen Anforderungen heimischer Pflege vertraut sind. Die Teammitglieder der Allgemeinen Ambulanten Palliativversorgung (AAPV) und – wenn es die Erkrankung erfordert – der Spezialisierten Ambulanten Palliativversorgung (SAPV) betreuen die unheilbar kranken Menschen zu Hause, verabreichen Medikamente und begleiten auch die Angehörigen. Bei der SAPV muss gewährleistet sein, dass ein Mitarbeiter rund um die Uhr erreichbar ist. So soll den Patienten selbst bei fortschreitender Erkrankung die Lebensqualität erhalten bleiben, und sie können selbstbestimmt in ihrer gewohnten Umgebung bleiben, möglichst sogar bis zu ihrem Lebensende.

56. Wer übernimmt die Kosten für die palliative Behandlung?

Die Kosten für die stationäre und ambulante Palliativversorgung übernimmt die Krankenkasse. Wenn Sie in eine Pflegestufe eingeordnet wurden, erbringt auch die Pflegekasse Leistungen. Die Allgemeine sowie die Spezialisierte Ambulante Palliativversorgung müssen vom Arzt verordnet werden.

57. Was versteht man unter einem Hospiz?

Wer die letzte Zeit bis zu seinem Lebensende nicht zu Hause verbringen möchte oder kann, kann in ein stationäres Hospiz aufgenommen werden und wird dort ganz bewusst nicht als Patient, sondern als Gast bezeichnet. Die Zimmer in Hospizen vermitteln nicht den Eindruck eines Krankenzimmers; wer möchte, kann auch persönliche Dinge mitbringen, die ihm besonders wichtig sind und die er in der letzten Lebensphase bei sich haben möchte. Nach Absprache mit der Hospizleitung können oft sogar (kleine) Haustiere mitgenommen werden. Die Gäste werden einfühlsam bis zu ihrem Tod betreut; selbstverständlich werden auch Angehörige und Freunde eng einbezogen und später noch länger durch die Trauerzeit begleitet. Für Angehörige stehen oft eigene Zimmer zur Verfügung.

58. Welche Formalitäten sind für die Aufnahme notwendig? Wer übernimmt die Kosten für den Hospizaufenthalt?

Um in ein Hospiz aufgenommen zu werden, sind nur ein paar Voraussetzungen notwendig: Sie müssen an einer schweren, unheilbaren und weit fortgeschrittenen Erkrankung leiden, für die keine kurative Krankenhausbehandlung mehr möglich ist, und es gibt keine Möglichkeit, dass Sie ambulant zu Hause versorgt werden können.

Ihr Arzt muss Ihre Aufnahme in ein Hospiz verordnen, mit dieser Verordnung wird ein Antrag bei der Kranken- oder Pflegekasse gestellt. Antragsformulare sind beim Hospiz oder bei der Kasse erhältlich. Auch wenn sich das sehr bürokratisch und langwierig anhört: In aller Regel lassen sich diese Formalitäten zügig erledigen.

Über die Finanzierung des Hospizaufenthaltes brauchen Sie sich keine Sorgen zu machen: Den größten Teil der Kosten übernehmen die Kranken- und Pflegekassen, einen kleinen Anteil muss das Hospiz selbst – meistens aus Spendeneinnahmen oder einem angeschlossenen Förderverein – finanzieren. Die Gäste des Hospizes brauchen nichts zu bezahlen, das gilt auch für die Angehörigen. Lassen Sie sich aber sicherheitshalber vor der Aufnahme ins Hospiz von der Kasse bestätigen, dass sie die Kosten trägt. Für die stationäre Versorgung in einem Kinderhospiz gelten dieselben Regelungen.

59. Wo finde ich eine Palliativstation oder ein Hospiz in meiner Nähe?

Mittlerweile gibt es in Deutschland etwa 230 Palliativstationen. Die regionale Verteilung ist dabei recht unterschiedlich. Wenn Sie eine Palliativstation in Ihrer Nähe suchen, kann Ihr Arzt oder Ihr Krankenhaus Ihnen sicher Auskunft geben. Im Internet gibt es den „Wegweiser Hospiz und Palliativmedizin Deutschland“ mit einer regionalen Suchmaschine unter www.wegweiser-hospiz-palliativmedizin.de/wissen. Adressen von Hospizen finden Sie ferner im Internet unter www.dhpv.de.

Für unheilbar kranke Kinder existiert eine speziell auf ihre Bedürfnisse zugeschnittene Palliativstation in Datteln, eine weitere ist in München im Aufbau.

Eine Übersicht über ambulante und stationäre Kinderhospize bietet der Bundesverband Kinderhospiz auf seiner Internetseite www.bundesverband-kinderhospiz.de.

Wenn Heilung nicht mehr möglich ist – Ihre Checkliste

- Was bedeutet für mich Lebensqualität?
- Welche Einschränkungen meiner Lebensqualität durch Behandlungen möchte ich nicht hinnehmen?
- Möchte ich meine letzten Lebenstage zu Hause verbringen oder auf einer Palliativstation bzw. in einem Hospiz?
- Sind überhaupt die Voraussetzungen dafür gegeben, dass ich zu Hause bleiben könnte?
- Wer könnte mich zu Hause begleiten?
- Soll auf der Palliativstation/im Hospiz jemand bei mir sein? Und wer könnte das sein?
- Welche persönlichen Gegenstände möchte ich auf der Palliativstation/im Hospiz bei mir haben?
- Gibt es Dinge, die ich vor meinem Ableben unbedingt regeln muss oder möchte?
- Habe ich bestimmte Wünsche für meine Beerdigung?

KLINISCHE STUDIEN – VON NEUEN ERKENNTNISSEN PROFITIEREN

Neue Wirkstoffe und neue Verfahren müssen auf ihre Qualität, Verträglichkeit und Wirksamkeit hin untersucht werden, zunächst im Labor, im weiteren Verlauf nach einem fest vorgegebenen Ablauf an einer wachsenden Zahl von Probanden. Für Arzneimittelprüfungen und -zulassungen ist in Deutschland das Bundesinstitut für Arzneimittel und Medizinprodukte zuständig, für Blutprodukte und Impfstoffe das Paul-Ehrlich-Institut.

60. Was sind klinische Studien?

Jedes Jahr kommen hunderte neuer Medikamente oder Behandlungsverfahren auf den deutschen Medizinmarkt. Bis es soweit ist, wurden die Medikamente über viele Jahre entwickelt und getestet. Der erste Schritt findet im Labor statt, dort werden Wirkstoffe im Reagenzglas, an Zellkulturen und in Tierexperimenten intensiv untersucht. Erweist sich ein Wirkstoff als erfolgversprechend, folgen die klinischen Studien: Dieser Prozess verläuft nach einem genau vorgeschriebenen Ablauf, in mehreren Etappen, mit der Beteiligung vieler Patienten, bis das Medikament zugelassen werden kann. Erst wenn neue Präparate oder Behandlungsmethoden diesen langen Weg erfolgreich bewältigt haben, dürfen sie in der Praxis verordnet werden.

Klinische Studien laufen in drei Etappen ab und werden zunächst an wenigen, später an vielen freiwilligen Teilnehmern, den sogenannten Probanden, getestet. Der Ablauf dieser Studien ist gesetzlich vorgeschrieben und wird streng geprüft.

In der Phase I überprüft man die Sicherheit, die Verträglichkeit und den Einfluss des Organismus auf ein Arzneimittel in Abhängigkeit von der Zeit (pharmakokinetische Eigenschaften). In Phase II werden das Behandlungskonzept und die Nebenwirkungen getestet. In der letzten Phase III wird die Wirksamkeit an einer großen Patientenzahl überprüft.

Ist ein Medikament oder ein neues Behandlungsverfahren zugelassen, folgen weitere, sogenannte Phase-IV-Studien, die dazu dienen, Produkt und Therapie zu optimieren.

61. Wer kann an einer Studie teilnehmen? Und wie erfahre ich, ob es für meine Erkrankung eine klinische Studie gibt?

Für jede Studie gibt es bestimmte Voraussetzungen. Dazu gehören verschiedene Kriterien, die ein Patient erfüllen muss, und andere, die ihn von einer Teilnahme ausschließen. Diese Ein- und Ausschlusskriterien beziehen sich auf die Art und auf das Stadium der Erkrankung, auf die bisherige Behandlung, auf eventuelle Vor- oder Begleiterkrankungen, manchmal auch auf das Alter des Patienten.

Möglicherweise wird Ihr Arzt Sie fragen, ob Sie Interesse haben, an einer Studie teilzunehmen. Sie können aber auch selbstständig recherchieren, ob es für Ihre Erkrankung Studien gibt, und Ihren Arzt fragen, ob es sinnvoll sein könnte, dass Sie teilnehmen. Im Internetportal des Deutschen Registers Klinischer Studien (DRKS; www.germanctr.de), einem Förderprojekt des Bundesministeriums für Bildung und Forschung, finden Sie ein Verzeichnis aller in Deutschland laufenden klinischen Studien. Eine Suchfunktion ermöglicht eine sehr zielgerichtete Eingabe aller Parameter.

!

Selbsthilfegruppen wissen in aller Regel sehr gut Bescheid über aktuelle klinische Studien.

62. Welche Vorteile haben klinische Studien?

Wer an einer klinischen Studie teilnimmt, kann frühzeitig von innovativen Entwicklungen in der Krebsmedizin profitieren. Die Patienten werden in Zentren, die viel Erfahrung mit Studien haben, sehr intensiv überwacht und betreut, und es kann sein, dass sie die ersten sind, denen eine ganz neue, erfolgversprechende Therapie zugutekommt.

63. Welche Risiken haben klinische Studien?

Vielleicht denken Sie beim Stichwort „klinische Studien“ daran, dass die Teilnehmer „Versuchskaninchen“ sein könnten. Das trifft jedoch nicht zu. Für alle Studien gibt es sehr strenge Sicherheitsauflagen, die erfüllt werden müssen, bevor die Studie überhaupt beginnen darf. Dazu gehört, dass eine Ethikkommission als unabhängige Kontrollinstanz darauf achtet, dass alle Vorgaben eingehalten werden.

Treten bei einer Studie Probleme auf, zum Beispiel unerwartete Nebenwirkungen, kann sie auch abgebrochen werden.

64. Welche Pflichten habe ich, wenn ich an einer klinischen Studie teilnehme?

Eine wissenschaftlich fundierte und belastbare Studie muss auf zuverlässigen Daten beruhen. Daher verpflichten Sie sich mit Ihrer Unterschrift, dass Sie regelmäßig an den vereinbarten Terminen teilnehmen. Über alle Medikamente, die Sie zusätzlich einnehmen, müssen Sie den Studienarzt informieren, ebenso über Nebenwirkungen, die Sie bei sich bemerken. Vielfach müssen Sie Fragebögen ausfüllen, in denen Details zum Verlauf der Studie dokumentiert werden. Sollten Sie während der Laufzeit der Studie umziehen, müssen Sie auch das dem leitenden Arzt mitteilen.

65. Kann ich meine Einwilligung im Zweifel rückgängig machen?

Sollten Sie aus irgendeinem Grund nicht mehr an der Studie teilnehmen wollen, können Sie Ihre Einwilligung jederzeit zurückziehen. Daraus werden Ihnen keine Nachteile entstehen.

Klinische Studien – Ihre Checkliste

- Weiß ich, wo ich mich darüber informieren kann, welche klinischen Studien durchgeführt werden?
- Weiß ich genug über den Ablauf klinischer Studien?
- Weiß ich genug über Vorteile und Risiken klinischer Studien?
- Möchte ich an einer klinischen Studie teilnehmen, wenn es für meine Erkrankung eine gibt?
- Weiß ich, an wen ich mich wenden kann, wenn ich an einer klinischen Studie teilnehmen möchte?

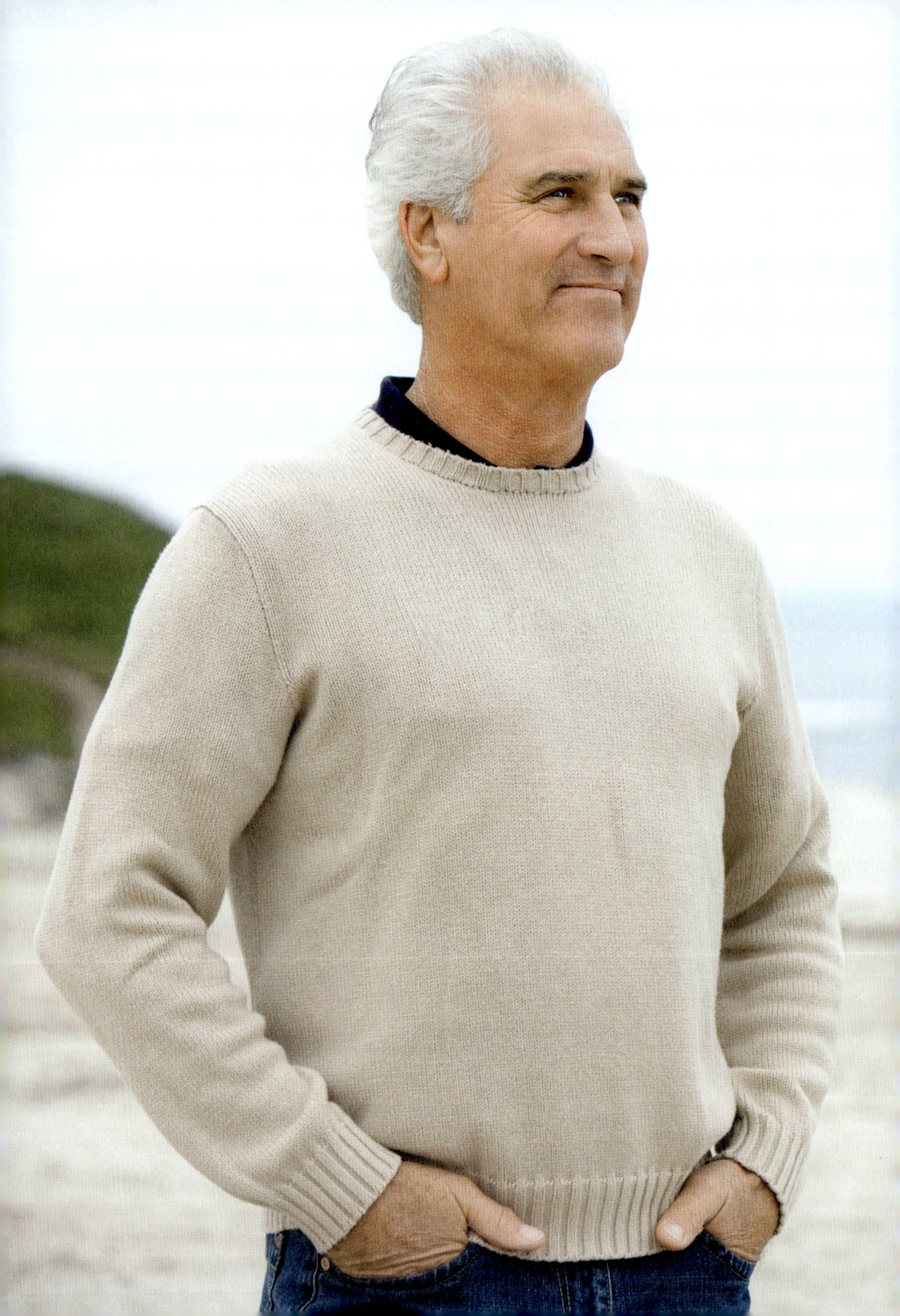

NACH DER BEHANDLUNG

Wenn die akute Behandlung beendet ist, muss der Kranke nach und nach wieder den Alltag bewältigen. Körperlich wieder fit und psychisch stabil zu werden, sind wichtige Voraussetzungen dafür.

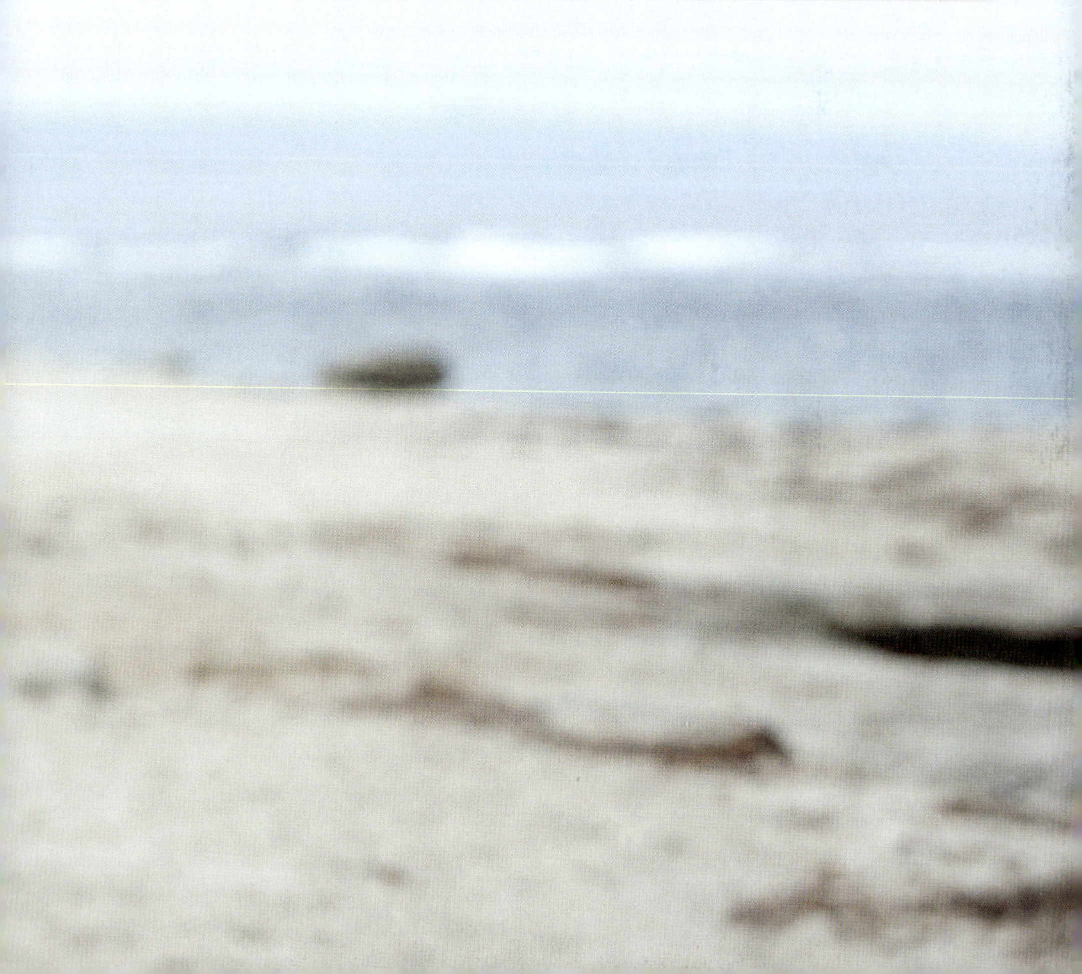

NACH DER PRIMÄRTHERAPIE – WIE GEHT ES WEITER?

Zwischen Krankenhaus und Alltag liegt für viele Patienten eine Phase, in der sie sich in einer Nachsorgeklinik von ihrer Krankheit erholen und sie körperlich, geistig und seelisch verarbeiten. Der Erfahrungsaustausch mit anderen Betroffenen und eine individuelle ganzheitliche Betreuung helfen ihnen dabei. Ziel ist es, dass sie das Vertrauen in sich selbst, in ihre Gesundheit und in das Leben zurückgewinnen und ihr weiteres Leben in die Hand nehmen können.

Krebskranke Kinder fahren oft mit Eltern und Geschwistern in die Nachsorgeklinik. Der gemeinsame Aufenthalt soll dabei helfen, dass die Familie als Ganzes wieder zueinanderfindet.

66. Mein Arzt hat mir eine AHB empfohlen – was ist das und wie bekomme ich eine AHB?

!

Nach der Behandlung im Krankenhaus hilft Ihnen eine Anschlussheilbehandlung (AHB) dabei, sich wieder in den Alltag einzugewöhnen.

Wenn sich Ihre Krankenhausbehandlung dem Ende zuneigt, werden Sie sich fragen, wie es danach weitergeht. Fühlen Sie sich fit genug, zu Hause klarzukommen? Oder sind Sie physisch und körperlich angeschlagen? Vielleicht möchten Sie auch einfach Sicherheit in Ihrem Leben mit Krebs finden?

Viele Betroffene machen nach ihrer ersten Behandlung eine Anschlussheilbehandlung, kurz AHB, oder eine Anschlussrehabilitation (AR). Beides schließt sich unmittelbar an die Behandlung in der Klinik an oder beginnt spätestens nach zwei Wochen. Der Aufenthalt in einer speziell dafür vorgesehenen Nachsorgeklinik dauert in der Regel drei Wochen. In diesen Nachsorgekliniken werden körperliche Beschwerden behandelt: Zum Beispiel sollen

Krankengymnastik, ein individuell angepasstes Sportprogramm, Ernährungsberatung und viele andere Angebote dazu beitragen, dass sich Ihre Konstitution verbessert und Sie auch wieder Vertrauen zu Ihrem Körper fassen. Parallel dazu sorgen psychologische Betreuung, Gruppenaktivitäten oder auch kreative Angebote dafür, dass Sie die Krankheit verarbeiten und sich dem Alltag gewachsen fühlen.

Neben den stationären Angeboten gibt es auch die Möglichkeit der ambulanten Anschlussheilbehandlung. Das bedeutet, dass Sie zu Hause in Ihrer gewohnten Umgebung leben und alle Bestandteile der Rehabilitation in einer Einrichtung in Ihrer Nähe stattfinden.

Um eine AHB oder AR zu bekommen, müssen Sie einen Antrag stellen – entweder bei Ihrer Krankenkasse oder bei der Rentenversicherung. Das muss noch im Krankenhaus geschehen.

67. Bei den Anträgen fühle ich mich im Augenblick überfordert. Wer kann mir helfen?

Formulare und Anträge sind oft schon für gesunde Menschen eine Herausforderung, für Kranke ist diese Hürde noch viel schwerer zu nehmen. Wenn Sie nicht damit zurechtkommen, wenden Sie sich an die Mitarbeiter des Sozialdienstes in Ihrem Krankenhaus. Sie kennen sich damit aus und sind Ihnen gern behilflich. Auch bei Selbsthilfegruppen können Sie oft Unterstützung bekommen.

68. Wie finde ich die „richtige" Nachsorgeklinik?

Für onkologische Erkrankungen gibt es spezielle Nachsorgekliniken mit einem breiten Angebot, das auf die besonderen Bedürfnisse von Krebspatienten angelegt ist. Sie können Ihren Arzt fragen, welche Einrichtung er Ihnen empfiehlt, auch Ihre Krankenkasse oder die Rentenversicherung – je nachdem, wer bei Ihnen die Kosten übernimmt – können Ihnen Adressen geben. Die persönlichen Einschätzungen der Qualität sind sicher von Mensch zu Mensch unterschiedlich: Was dem einen gefällt und guttut, lehnt der andere ab. Trotz aller individuellen Unterschiede sind Selbsthilfegruppen bei der Suche nach einer Nachsorgeklinik sicher eine gute Hilfe.

!

Auch Selbsthilfegruppen (siehe Frage 90) können Sie bei der Suche nach einer Rehaklinik unterstützen.

Wie in anderen Bereichen ist das Internet auch bei der Suche nach Rehakliniken eine ergiebige Quelle. Wenn Sie eine Klinik gefunden haben, in die Sie bevorzugt fahren möchten, können Sie diese in Ihrem Antrag auf AHB angeben, sicher wird der jeweilige Kostenträger Ihren Wunsch nach Möglichkeit berücksichtigen. Die letzte Entscheidung liegt aber bei der Krankenkasse oder Rentenversicherung.

Für krebskranke Kinder gibt es besondere Nachsorgekliniken, zum Beispiel im Weserbergland, im Schwarzwald oder auf Sylt.

69. Muss ich bestimmte Voraussetzungen erfüllen?

Um eine AHB antreten zu können, müssen Sie bestimmte körperliche Voraussetzungen erfüllen, so ist ein Mindestmaß an körperlicher Mobilität erforderlich. Das bedeutet, sie müssen auf der Station herumlaufen und sich allein waschen können. Die Anreise zur Reha sollten Sie allein mit öffentlichen Verkehrsmitteln schaffen können.

70. Wer bezahlt die Anschlussheilbehandlung?

Wer für die Kosten der AHB aufkommt, hängt vom Träger der Leistungen ab. Es ist entweder Ihre Kranken- oder die Rentenversicherung. Wie beim stationären Krankenhausaufenthalt müssen Sie jedoch einen bestimmten Eigenanteil leisten: Finanziert die Rentenversicherung die AHB, müssen Sie pro Kalendertag 10 Euro für maximal 14 Tage zuzahlen. Übernimmt Ihre Krankenkasse die Kosten, müssen Sie ebenfalls 10 Euro für jeden Tag zahlen, allerdings für maximal 28 Tage. In beiden Fällen werden bereits geleistete Zuzahlungen für Krankenhausaufenthalte berücksichtigt, sodass Sie in einem Kalenderjahr insgesamt höchstens 280 Euro als Eigenanteil übernehmen müssen.

Nach der Primärtherapie – Ihre Checkliste

- Fühle ich mich schon wieder fit genug für den Alltag zu Hause?
- Bin ich nach der Operation und/oder den anderen Behandlungen körperlich eingeschränkt?
- Machen mir die Auswirkungen der Krankheit psychisch zu schaffen?
- Möchte ich mich ein paar Wochen fernab von zu Hause rundum betreuen lassen?
- Möchte ich Erfahrungen mit anderen Betroffenen austauschen?
- Weiß ich, in welche Nachsorgeklinik ich gerne möchte?
- Weiß ich, wie ich dorthin komme und wie zurück?
- Was muss ich für die Dauer meiner Abwesenheit zu Hause regeln?
- Welche Möglichkeiten gibt es, wenn ich mich für eine ambulante AHB entscheide?

LEBEN MIT KREBS – WAS KANN ICH SELBST FÜR MICH TUN?

In Deutschland leben etwa eineinhalb Millionen Menschen, die an Krebs erkrankt sind oder die eine Krebserkrankung hinter sich haben. Jeder hat seine eigenen Vorstellungen und Wünsche, wie und wie schnell er in den Alltag zurückkehren möchte. Manch einer entwickelt dabei ganz neue Perspektiven. Beim Leben mit Krebs können Betroffene in Deutschland vielfältige Unterstützung bekommen.

71. Ich bin wieder zu Hause und möchte selbst etwas für mich tun. Welche Möglichkeiten habe ich?

!

Finden Sie als erstes heraus, was Ihnen guttut. Dann suchen Sie Möglichkeiten, dies umzusetzen.

Jeder Mensch erlebt seine Krebserkrankung individuell, jeder geht anders damit um und hat andere Bedürfnisse im Laufe der Zeit. Deshalb gibt es nicht den Königsweg, der Ihnen sagt, was Sie für sich tun können. Während der eine möglichst schnell wieder in den Alltag zurückkehren möchte, braucht der andere eine längere Zeit, um wieder zu sich zu finden. Wichtig ist, dass Sie zunächst einmal versuchen herauszufinden, was Ihnen guttut. Wenn Sie das wissen, können Sie sich zusammen mit Ihrer Familie, Ihren Freunden oder auch professionellen Helfern daran machen, Ihre Bedürfnisse in die Tat umzusetzen.

Die Möglichkeit einer onkologischen Kur direkt nach der Primärtherapie habe ich in den Fragen 66 bis 70 beschrieben. Vielleicht möchten Sie eine solche Anschlussheilbehandlung nicht, weil Ihnen alles zu viel ist. Doch Ihr Arzt kann auch später noch einen Antrag auf eine onkologische Rehabilitationskur stellen, wenn Sie Ihre Meinung ändern sollten.

Es gibt außerdem noch viele andere Möglichkeiten: Vielleicht hatten Sie schon immer den Wunsch, ein bestimmtes Hobby auszuprobieren? Vorausgesetzt, es sprechen keine gesundheitlichen Gründe dagegen, ist unter Umständen jetzt der Zeitpunkt, damit anzufangen.

Sie könnten sich auch in einer Selbsthilfegruppe engagieren, in vielen Fällen sind aktive Mitglieder gerne gesehen. Sie können aber auch „nur" zu den Gruppentreffen gehen und dabei neue Kontakte knüpfen. Wenn Sie im Laufe Ihrer Behandlung bereits Kontakt zu einer Gruppe hatten, umso besser, ansonsten finden Sie Informationen zu Selbsthilfegruppen im Krankenhaus oder im Internet, zum Beispiel über die Website des Hauses der Krebs-Selbsthilfe: www.hksh-bonn.de. Mehr über Selbsthilfegruppen erfahren Sie bei Frage 90.

Apropos Kontakte: Ihre Beziehungen zu pflegen, ist wichtig. Selbst wenn Sie vielleicht manchmal den verständlichen Wunsch haben, sich einzuigeln und abzuschotten, dürfen Sie nicht in die soziale Isolation geraten. Wenn Ihnen Ausflüge, Familienfeiern oder externe Veranstaltungen am Anfang noch zu viel sind, lassen Sie es langsam angehen; signalisieren Sie Ihrem Umfeld, dass Sie vorübergehend kürzer treten möchten und später gerne wieder ganz dabei sind.

72. Kann ich mit einer besonderen Ernährung zu meiner weiteren Genesung beitragen?

Prinzipiell ist es empfehlenswert, dass Sie sich gesund und ausgewogen ernähren: also viel Obst und Gemüse, Salat, ballaststoffreiches Essen, wenig Fett und Fleisch, lieber (See-)Fisch, wenig Alkohol. Die Ernährungsempfehlungen der Deutschen Gesellschaft für Ernährung sind dabei sehr hilfreich (siehe www.dge.de).

Allerdings kann es sein, dass Sie für eine gewisse Zeitspanne oder sogar dauerhaft durch Ihre Erkrankung bestimmte Lebensmittel nicht oder nur eingeschränkt essen dürfen beziehungsweise können. Das gilt vor allem nach Operationen an der Speiseröhre, der Bauchspeicheldrüse, am Magen oder Darm. Wenn zum Beispiel die Bauchspeicheldrüse oder der Magen entfernt wurde, wird sich Ihre Ernährung zwangsläufig ändern und Sie werden auch bestimmte Vorschriften einhalten müssen.

!

Sie dürfen im Laufe Ihrer Behandlung nicht zu viel abnehmen. Versuchen Sie deshalb sicherzustellen, dass Sie genügend essen.

Nebenwirkungen der Chemo- oder Strahlentherapie wie Übelkeit, Erbrechen, Durchfall oder Schleimhautentzündungen können dazu führen, dass Sie für die Dauer der Behandlung nicht wie gewohnt essen können oder möchten.

Gegen **Übelkeit** gibt es gut wirkende Medikamente, zudem kann ein bisschen „psychologische Kriegsführung" helfen: Lassen Sie beim Kochen und vor dem Essen genügend frische Luft in die Räume, damit Ihr Magen nicht allein aufgrund der Essensgerüche rebelliert. Wenn Ihr körperlicher Zustand es zulässt, packen Sie etwas zu essen ein und verzehren Sie es draußen bei einem Spaziergang oder während einer Pause. Vielleicht haben Sie einen Platz, an dem Sie besonders gerne rasten? Bereiten Sie sich Ihre Lieblingsgerichte zu, und essen Sie über den Tag verteilt viele kleine Portionen, die den Magen und den Kreislauf nicht so belasten. Diese Tipps helfen auch bei **Appetitlosigkeit.**

!

Wenn Sie Durchfall haben, teilen Sie dies unbedingt Ihrem Arzt mit und lassen Sie sich von ihm beraten!

Anders sieht es aus, wenn Sie unter **Durchfall** leiden, dann müssen Sie gezielt auswählen, was Sie essen: Einerseits sollten Sie stopfende Lebensmittel zu sich nehmen, andererseits verdauungsfördernde meiden. Bei Durchfall ist es zudem besonders wichtig, viel zu trinken, damit Sie durch den Flüssigkeitsverlust nicht austrocknen. Dies sind aber nur Basisempfehlungen, für Ihren individuellen Fall sollten Sie sich von Ihrem Arzt beraten lassen.

Ist durch die Behandlung Ihre **Mundschleimhaut entzündet**, kann das Essen schmerzhaft sein. Wählen Sie in diesem Fall weiche Lebensmittel, die die Schleimhaut nicht reizen, oder pürieren Sie die Lebensmittel. Verzichten Sie auf scharfe Gewürze, und essen Sie „wohltemperiert“, also weder zu heiß noch zu kalt. Sie können auch vorübergehend auf Babykost ausweichen. Sollte selbst das Essen der weichen Kost zu schmerzhaft sein, können Sie für einige Zeit „Astronautenkost“ konsumieren; dabei handelt es sich um sehr kalorienreiche Nahrung in flüssiger Form. Im äußersten Fall kann es notwendig sein, Ihnen für kurze Zeit eine Magensonde zu legen.

73. Wie finde ich einen qualifizierten Ernährungsberater, der mich unterstützen kann? Wer übernimmt die Kosten für diesen Ernährungsberater?

Wenn Sie eine Operation am Verdauungstrakt hatten, die sich auf Ihre Lebensweise auswirkt, werden Sie schon im Krankenhaus beraten, ob und wie Sie Ihre Ernährung umstellen müssen. Ist das nicht der Fall oder brauchen Sie erst später Beratung, gibt es verschieden Institutionen, auf deren Internetseiten Sie über eine Suchfunktion einen qualifizierten Experten in Ihrer Nähe finden können. Da der Begriff des Ernährungsberaters nicht geschützt ist, ist es besonders wichtig, dass Sie bei seriösen Quellen suchen. Dazu gehören die Deutsche Gesellschaft für Ernährung (www.dge.de), der BerufsVerband Oecotrophologie (www.vdoe.de) und der Verband der Diätassistenten (www.vdd.de). Sie können auch bei Ihrer Krankenkasse nach einem guten Berater fragen.

Oft ist es sinnvoll, dass der Ehepartner oder andere Familienangehörige an der Beratung teilnehmen, wenn diese sich schwerpunktmäßig ums Einkaufen und Kochen kümmern.

In vielen Fällen übernimmt die Krankenkasse zumindest einen Teil der Kosten. Voraussetzung dafür ist allerdings, dass Sie zu einem Ernährungsberater mit staatlich anerkanntem Abschluss gehen, der sich außerdem zusätzlich qualifiziert haben muss. Wenn Sie sich nicht sicher sind, ob der von Ihnen gewählte Berater diese Bedingungen erfüllt, fragen Sie vor dem ersten Termin bei Ihrer Krankenkasse nach.

74. Kann ich nach einer Krebsbehandlung wieder Sport machen? Und wann darf ich damit beginnen?

Bis vor nicht allzu langer Zeit war man der Überzeugung, dass kranke Menschen sich schonen müssen und daher gar keinen Sport machen dürfen. Diese Sichtweise hat sich in den letzten Jahren geändert: Heute weiß man, dass moderate Bewegung so früh wie möglich beginnen soll. Daher fängt die Mobilisierung vieler Patienten bereits im Krankenhaus an.

Sie sollen nicht bis nach der Behandlung warten, bis Sie wieder mit dem Sport beginnen, sondern sich bereits während der Therapie regelmäßig bewegen. Selbstverständlich müssen Sie dabei bestimmte Vorsichtsmaßnahmen beherzigen und können auch nicht gleich „von Null auf Hundert" loslegen. Aber je länger Sie gar nichts machen, desto stärker werden Sie körperlich abbauen. Im Krankenhaus gibt es sicher Therapeuten, die Sie beraten können. Wenn Sie wieder zu Hause sind und keine gesundheitlichen Gründe dagegen sprechen, können Sie vielleicht bereits kurze Spaziergänge machen oder sogar Rad fahren. Mehr dazu lesen Sie in der folgenden Frage.

> **!**
>
> Patienten sollen möglichst bereits im Krankenhaus mit einer leichten Bewegungstherapie beginnen – allerdings unbedingt unter fachlicher Anleitung und Aufsicht.

Abgesehen davon, dass Ihr Körper gestärkt wird und beweglich bleibt, profitiert auch Ihre Seele von der Bewegung. Daran, dass Ihnen bestimmte Übungen oder Bewegungen nach und nach leichter fallen, merken Sie, dass es wieder aufwärts geht. Nicht zu unterschätzen ist auch die soziale Komponente, wenn Sie gemeinsam mit anderen Sport machen und dabei bestehende Kontakte wiederaufleben lassen oder neue Freundschaften schließen.

Zu einer AHB nach dem Klinikaufenthalt oder einer onkologischen Reha gehören immer Bewegungsprogramme, die Ihren individuellen Möglichkeiten angepasst sind. Dabei trainieren und verbessern Sie Ihre Kondition und absolvieren Krafttraining. Außerdem werden Sie Übungen machen, die Ihre Beweglichkeit und/oder Koordination verbessern. Es ist sinnvoll und wichtig, dass Sie Ihr Bewegungsprogramm fortführen, wenn Sie nach der Reha zu Hause sind.

75. Welche Sportarten sind besonders geeignet?

Diese Frage lässt sich nicht so einfach beantworten, denn es gilt unter anderem zu berücksichtigen, an welcher Krebsart Sie erkrankt sind, wie Ihr Allgemeinzustand ist und ob Sie Vor- oder Begleiterkrankungen haben. Auch Ihre persönlichen Vorlieben sind wichtig – etwa ob Sie lieber etwas für sich allein machen oder zusammen mit anderen. Vielleicht haben Sie auch schon vor Ihrer Krankheit Sport getrieben und möchten damit nun weitermachen. Das können Sie gerne tun, möglicherweise müssen Sie ihn aber an Ihre Situation anpassen. Manche Sportarten sind empfehlenswerter als andere, doch meistens können Sie alles machen, wenn Ihre individuelle körperliche Leistungsfähigkeit es erlaubt.

Grundsätzlich können Sie Ihre Ausdauer, Ihre Kraft, Ihre Koordinationsfähigkeit und Ihre Beweglichkeit trainieren; sinnvollerweise kombinieren Sie die Übungen so, dass jeder Bereich berücksichtigt wird.

Sofern Sie nicht schon während der Anschlussheilbehandlung entschieden und erfahren haben, was Sie an Sportarten machen wollen und können, beraten Sie sich mit Ihrem Arzt, was er Ihnen empfiehlt.

!

Überlasten Sie sich nicht! Trainieren Sie nur so viel, dass Sie keine bzw. kaum Schmerzen haben.

!

Achten Sie bei Outdoor-Sportarten auf guten UV-Schutz.

Geeignete Sportarten (nach Absprache mit Ihrem Arzt)

- Radfahren
- Spazierengehen
- Wandern/Nordic Walking
- Schwimmen
- Skilanglauf
- Ballsportarten (evtl. reduziert)
- Moderates Krafttraining

Experten empfehlen dreimal pro Woche jeweils 60 Minuten Training, alternativ mehr Einheiten über eine kürzere Dauer. Nutzen Sie ansonsten die Gelegenheiten, die Ihnen der Alltag bietet: Steigen Sie Treppen, statt den Aufzug zu nehmen, gehen Sie kürzere Strecken zu Fuß, statt mit dem Auto zu fahren.

76. Gibt es Trainer oder Vereine, die sich auf krebskranke Menschen spezialisiert haben?

Viele kranke Menschen werden in sogenannten Rehabilitationssportgruppen betreut. Solche Gruppen gibt es nicht nur für Krebspatienten, sondern zum Beispiel auch für Herzkranke. Die Leiter dieser Gruppen sind besonders ausgebildet und qualifiziert, sodass sie genau wissen, was sie mit den Teilnehmern machen können, sollen und dürfen. Die Teilnehmer ihrerseits empfinden es oft als angenehm, wenn sie ihren Sport mit „ihresgleichen" machen können.

Rehasport wird für eine gewisse Zeit sogar von der gesetzlichen Krankenkasse finanziert: Voraussetzung ist, dass Ihr Arzt Ihnen diesen verordnet und der Verein, in dem Sie sich anmelden, zertifiziert ist. Dann übernehmen die Krankenkassen über einen Zeitraum von 18 Monaten zunächst 50 Trainingseinheiten mit jeweils 45 Minuten. Bei Bedarf kann diese Zahl aufgestockt werden.

77. Wie finde ich einen solchen zertifizierten Verein?

In Deutschland gibt es Hunderte von Vereinen, die speziellen Rehasport anbieten. Fast alle Vereine sind unter dem großen Dach des Deutschen Sportbundes beziehungsweise des Deutschen Behindertensportverbandes organisiert und werden von dort aus regional in Landesverbände untergliedert. Wenden Sie sich also am besten an den Landessportbund Ihres Bundeslandes oder an den Landesverband des Deutschen Behindertensportverbandes. Die Kontaktdaten finden Sie im Internet unter www.dosb.de oder www.dbs-npc.de. Meist kann Ihnen auch Ihre Krankenkasse weiterhelfen.

78. Die Krankheit wirkt sich auf mein Bedürfnis nach körperlicher Nähe und Sex aus. Wird sich das wieder ändern und wie soll ich damit umgehen?

Dass eine Krebserkrankung Auswirkungen auf das körperliche Befinden und auf die Psyche hat, steht außer Frage. Je nachdem, an welcher Tumorart Sie erkrankt sind, stellen Sie vielleicht fest, dass sich mit der Krankheit auch Ihre Körperwahrnehmung und Ihre Sexualität verändert haben. Nähe und Zuwendung zu einem anderen Menschen und ein erfülltes Sexualleben sind grundlegende menschliche Bedürfnisse. Durch eine Erkrankung kann dies jedoch erheblich gestört werden. Solche Störungen können aus der Behandlung an sich resultieren – zum Beispiel nach operativen Eingriffen an den Geschlechtsorganen – oder sie können sich aus den seelischen und psychischen Belastungen der Krankheit und der Therapie ergeben. Oft ist es auch eine Kombination der verschiedenen Faktoren, wenn sich zum Beispiel körperliche Veränderungen auf die Psyche auswirken.

!

Reden Sie miteinander über Ihre Ängste, Unsicherheiten und Bedürfnisse. Die meisten Probleme resultieren aus mangelnder Kommunikation.

Wenn Sie mit der Diagnose Krebs konfrontiert wurden und Ihre Behandlung begonnen hat, ist es gut möglich, dass Sie eine ganze Zeit lang überhaupt kein Bedürfnis nach Sex haben. Ihr Denken und Fühlen und auch Ihr Körper werden vollauf damit beschäftigt sein, sich mit der Krankheit auseinanderzusetzen und mit der Therapie fertig zu werden. Was Sie in dieser Zeit aber sicher verstärkt benötigen, sind Nähe, Zuwendung und das Gefühl der Geborgenheit durch Ihren Partner oder Ihre Partnerin und durch Familie und Freunde. Der Wunsch nach körperlichem Zusammensein kommt dann später wieder auf.

Stellen Sie sich darauf ein, dass immer wieder Missverständnisse auftauchen; oft haben diese ihre Ursache in fehlender Kommunikation. Denn auch wenn eigentlich jeder weiß, dass es wichtig ist, über seine Bedürfnisse und Wünsche zu reden, so passiert es doch häufig, dass man schweigt – aus Unsicherheit, aus Scham, aus Zurückhaltung, aus Rücksichtnahme, vielleicht sogar aus Angst. Das gilt nicht nur für Sie selbst, sondern auch für Ihren Partner und Ihre Partnerin.

Einen besonders gravierenden Einschnitt stellen Operationen dar, bei denen Organe oder Körperteile entfernt werden müssen, die direkt mit dem weiblichen oder männlichen Selbstverständnis verbunden sind: bei Frauen die Brust und die inneren Geschlechtsorgane, bei Männern Penis, Hoden und Prostata. Viele Krebspatienten fühlen sich nach solchen Operationen nicht mehr als richtige Frau oder als richtiger Mann; sie lehnen (unbewusst) ihren Körper ab und glauben, dass ihr Partner ebenso empfindet.

Auch andere Eingriffe wirken sich auf das Selbstwertgefühl der Betroffenen aus, etwa ein künstlicher Darm- oder Blasenausgang oder eine Öffnung im Hals bei Menschen, denen der Kehlkopf entfernt werden musste. Sie fürchten vielleicht, dass sie nun entstellt sind, dass eventuell unangenehme Gerüche oder seltsame Geräusche entstehen könnten, dass ihr Partner sich am Ende gar vor ihnen ekelt. All diese Befürchtungen sind in aller Regel unbegründet.

Auf der anderen Seite weiß Ihr Partner oder Ihre Partnerin unter Umständen nicht, wie er Ihnen begegnen soll. Soll er so tun, als hätte sich nichts geändert? Soll er sich vollkommen zurückhalten oder im Gegenteil die Initiative ergreifen?

Für all diese Probleme ist der erste Lösungsansatz: Reden Sie offen und ehrlich miteinander. In dem Moment, in dem Sie sich gegenseitig Ihre Unsicherheiten, Fragen und Ängste offenbaren, ist schon viel gewonnen. Erklären Sie Ihrem Partner, warum Sie sich im Moment in Ihrem Körper nicht wohl fühlen und worunter Ihr Selbstwertgefühl leidet. Ihr Partner oder Ihre Partnerin wiederum wird Ihnen versichern, dass die Operation und deren Auswirkungen an den Gefühlen für Sie nichts verändert hat. Gemeinsam können Sie dann die Basis für Ihr Zusammenleben neu oder wieder entdecken, und mit der Zeit werden Sie auch den Weg zu einer erfüllten Sexualität finden.

!

Sollten Sie mit Ihren Problemen rund um die Sexualität alleine nicht klarkommen, dann holen Sie sich professionelle Hilfe.

Sollten Sie feststellen, dass Sie alleine nicht damit klarkommen, dann holen Sie sich professionelle Hilfe. Sie können sich an einen Psychoonkologen wenden oder an eine Paarberatungsstelle. Auch die jeweiligen Fachärzte – also Gynäkologen oder Urologen – können Sie unterstützen und beraten.

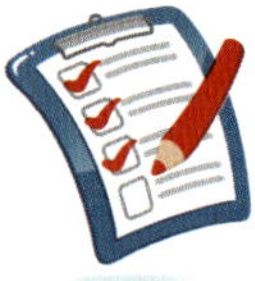

Leben mit Krebs – Ihre Checkliste

- Habe ich den Wunsch, bei meiner Ernährung etwas zu ändern?
- Weiß ich, wer mich dabei beraten kann?
- Muss ich dafür meine Einkaufsgewohnheiten ändern?
- Brauche ich dann jemanden, der (mit dem Auto) mit mir zum Einkaufen fährt? Wer könnte das sein?
- Fühle ich mich fit genug, (schon wieder) Sport zu machen?
- Kann ich den Sport, den ich bisher gemacht habe, weitermachen? Oder geht das durch meine Erkrankung nicht mehr?
- Könnte ich mir eine andere Sportart vorstellen, die mir Spaß machen würde?
- Kenne ich jemanden, der mich dazu beraten kann?
- Weiß ich, wo ich zum Rehasport gehen kann?
- Meine Krankheit wirkt sich auf meine Partnerschaft aus, weil ich mich mit körperlicher Nähe schwer tue. Weiß ich, wie ich damit umgehe oder wo ich mir Hilfe holen kann?

NACHSORGETERMINE – EIN DAMOKLESSCHWERT?

Kleinste Tumorzellreste, die die Primärtherapie überstanden haben, können ihr bösartiges Wachstum fortsetzen und zu einem Rückfall, dem Rezidiv, führen. Nachsorgeuntersuchungen – anfangs häufiger, später in längeren Abständen – sollen helfen, einen Rückfall früh zu entdecken. Aber auch die weitere Bewältigung der Krankheit steht im Fokus der Nachsorge.

79. Warum ist Nachsorge wichtig?

Sicher werden Sie erleichtert sein, wenn Ihr Arzt Ihnen mitteilt, dass Ihre Behandlung abgeschlossen ist. Dann erfahren Sie, dass es regelmäßige Nachsorgetermine geben wird, und fragen sich vielleicht, warum und ob diese Untersuchungen sein müssen. Eine Krebserkrankung zu behandeln, ist eine komplexe Aufgabe, die mit dem Ende der Primärtherapie nicht unbedingt beendet ist. Es können sich irgendwo winzige Tumorreste gehalten haben, die selbst dem „Auge" der besten bildgebenden Verfahren entgangen sind oder die trotz optimaler Erstbehandlung nicht entfernt wurden. Aus diesen einzelnen Tumorzellen können neue Geschwülste und damit ein Rückfall, ein Rezidiv entstehen. Nachsorgeuntersuchungen sollen ein mögliches Rezidiv frühzeitig erkennen.

Möglicherweise leiden Sie auch unter physischen oder psychischen Nach- oder Nebenwirkungen der Therapie. Berichten Sie Ihrem Arzt von allem, wodurch Sie sich beeinträchtigt fühlen; die Nachsorge soll alles berücksichtigen, was Ihre Gesundheit und Ihre Lebensqualität negativ beeinflusst.

80. Welcher Arzt übernimmt die Nachsorge? Und was ist, wenn ich umziehe?

!

Wer für Ihre Nachsorge zuständig sein wird, besprechen Sie am Ende der Behandlung mit Ihren Ärzten.

Für die Organisation der Nachsorge gibt es verschiedene Möglichkeiten, und für welche Sie sich entscheiden, hängt unter anderem davon ab, womit Sie sich am wohlsten fühlen. Wenn Sie möchten, können die Nachsorgeuntersuchungen in der Klinik gemacht werden, in der Sie behandelt wurden. Ist diese aber zu weit von Ihrem Wohnort entfernt und möchten Sie die Fahrt nicht auf sich nehmen, können Sie sich an einen niedergelassenen Onkologen wenden, also an einen Arzt, der sich auf die Nachsorge von Krebspatienten spezialisiert hat. Unter Umständen werden in die Nachsorge auch andere (Fach-)Ärzte und Ihr Hausarzt eingebunden; wichtig ist dann vor allem, dass es einen Arzt gibt, der einen Überblick über alles hat. Am besten ist dies Ihr Nachsorgearzt.

Die Nachsorge wird Sie über einen längeren Zeitraum begleiten. Es ist daher nicht unwahrscheinlich, dass Sie irgendwann während dieser Jahre umziehen. Ist Ihr neuer Wohnort dann so weit vom vorherigen entfernt, dass der Weg zu Ihrem bisherigen Nachsorgearzt für Sie zu weit ist, müssen Sie sich einen neuen suchen. Das kann ein emotionales Problem sein, von der Organisation her wird es jedoch keine Schwierigkeiten bereiten. Lassen Sie sich Kopien von allen Unterlagen geben, die Ihr Arzt (oder Ihre Ärzte) von Ihnen hat, damit der neue Nachsorgearzt genau weiß, wie Sie bisher behandelt wurden.

81. Wie oft finden Nachsorgeuntersuchungen statt und was wird bei der Nachsorge gemacht?

Grundsätzlich finden Nachsorgeuntersuchungen anfangs in kürzeren und später, wenn die Untersuchungen unauffällig geblieben sind, in längeren Abständen statt. Früher gab es für die einzelnen Tumorarten relativ feste Nachsorgeschemata: zum Beispiel zunächst vierteljährlich, dann halbjährlich und schließlich nur noch jährlich.

Mittlerweile werden die Abstände für die Untersuchungen immer häufiger individuell festgelegt. Für manche Krebsarten ist es Wissenschaftlern sogar gelungen, das ganz persönliche Rückfallrisiko des Patienten zu ermitteln. Danach richten sich dann die Abstände der Nachsorgeuntersuchungen.

Welche Untersuchungen bei Ihnen gemacht werden sollen, hängt von vielen verschiedenen Faktoren ab: zum Beispiel von der Krebsart, an der Sie erkrankt sind, vom Tumorstadium, von der bisher durchgeführten Therapie, von den Nebenwirkungen oder Spätfolgen der Behandlung und schließlich auch von Ihren ganz persönlichen Wünschen und Bedürfnissen.

Auf jeden Fall wird Ihr Arzt Sie körperlich untersuchen und nach Ihrem Befinden fragen, auch danach, ob sich seit der letzten Nachsorgeuntersuchung etwas verändert hat. Dann können Laboruntersuchungen dazugehören und bildgebende sowie endoskopische Verfahren.

Wenn Ihre Erkrankung Sie psychisch belastet, wenn Sie unter Nachwirkungen der Therapie leiden, die Ihre Lebensqualität beeinträchtigen, oder wenn Sie Unterstützung bei der beruflichen Wiedereingliederung benötigen, dann können und sollten Sie auch diese Themen mit Ihrem Nachsorgearzt besprechen.

!

Wie häufig und in welchen Abständen bei Ihrer Erkrankung Nachsorgetermine vorgesehen sind, besprechen Sie mit Ihrem Arzt.

82. Bei mir werden die Tumormarker gemessen. Was versteht man darunter?

Vielleicht haben Sie im Rahmen der Diagnostik schon einmal etwas von Tumormarkern gehört. Auch sie werden im Labor ermittelt. Tumormarker sind bestimmte Eiweißstoffe im Blut oder Urin, die bei einer Tumorerkrankung auftreten können, aber nicht vorkommen müssen. Und: Sie können auch bei gesunden Menschen vorhanden sein. Insofern sind Tumormarker bei der Diagnostik nur von untergeordneter Bedeutung, weil sie eine Krebserkrankung nicht definitiv nachweisen. Anders sieht es bei der Nachsorge aus: Hatten Sie nach der Behandlung niedrige Tumormarkerwerte und steigen diese später wieder an, kann dies ein Indiz dafür sein, dass die Tumorerkrankung wiederaufflammt.

Welche Tumormarker gemessen werden, hängt von der Tumorart ab: Das carcinoembryonale Antigen (CEA) etwa wird für die Kontrolle von Dickdarmtumoren eingesetzt, aber auch bei Leber-, Magen-, Bauchspeicheldrüsen- und Brustkrebs. Alpha-Fetoprotein (AFP) ist ein Tumormarker für Leberkrebs und kann darüber hinaus bei Tumoren gemessen werden, die Metastasen in der Leber bilden. Dazu gehören Hoden-, Eierstock-, Magen-, Bauchspeicheldrüsen-, Lungen-, Darm- und Brustkrebs. Carbohydrate Antigen 19-9, kurz CA 19-9, kann bei Krebserkrankungen der Bauchspeicheldrüse, des Magens, der Gallenwege und des Darms erhöht sein.

Der sicher bekannteste Tumormarker ist das prostataspezifische Antigen (PSA), ein Eiweiß, das in der Prostata produziert wird. Vielleicht kennen Sie ihn aus der Diskussion um die Krebsfrüherkennung, er spielt aber eher bei der Verlaufskontrolle von Prostatakrebs eine Rolle.

83. Ich habe vor jedem Nachsorgetermin Angst. Wie werde ich damit fertig?

Ein paar Tage vor dem nächsten Nachsorgetermin entwickelt sich bei vielen Betroffenen ein flaues Gefühl: Die Angst vor der Untersuchung und vor möglicherweise schlechten Ergebnissen bricht sich Bahn. Rational lässt sich diese Angst meist nicht in den Griff bekommen, vielleicht verringert sie sich, wenn Ihre Ergebnisse über einen längeren Zeitraum gut ausfallen.

Grundsätzlich kann es Ihnen guttun, wenn Sie beizeiten bestimmte Entspannungstechniken – wie zum Beispiel autogenes Training, Qigong oder die Muskelrelaxation nach Jacobson – lernen und regelmäßig anwenden. Dann haben Sie darin Übung und können in Stresssituationen davon profitieren.

!

Versuchen Sie trotz allem, Ihren negativen Gefühlen und Ihrer Angst Zuversicht entgegenzusetzen.

Lassen Sie sich zu den Terminen von Ihrem Partner begleiten oder von einem anderen Menschen, der Ihnen nahesteht – dann können Sie zusammen zuhören und verstehen, sich später auch zusammen freuen. Und sollten die Untersuchungsergebnisse nicht ganz so positiv ausfallen, haben Sie einen vertrauten Menschen an Ihrer Seite, der Sie auffängt.

84. Und wenn ich nicht mehr zur Nachsorge gehen möchte?

Wir leben in einem freien Land, und natürlich kann Sie niemand zwingen, an Nachsorgeuntersuchungen teilzunehmen. Wenn Sie für sich die Entscheidung getroffen haben, dass Sie auf die regelmäßigen Kontrollen verzichten möchten – aus welchen Gründen auch immer –, dann ist das in Ordnung. Sollten Sie sich später wieder anders entscheiden, teilen Sie dies Ihrem Arzt mit.

!

Nachsorgeuntersuchungen sollen ein Wiederauftreten der Erkrankungen frühzeitig entdecken.

Nichtsdestotrotz haben Nachsorgeuntersuchungen natürlich ihren Sinn, und es ist fraglich, ob Sie wirklich innere Ruhe haben, wenn Sie keine Nachsorgetermine mehr wahrnehmen möchten. Denn die Befürchtungen, dass die Erkrankung wieder auftreten könnte, sind natürlich trotzdem da.

Wenn die bevorstehenden Nachsorgetermine Sie sehr belasten, sprechen Sie mit Ihrem Arzt darüber. Schildern Sie ihm Ihre Ängste und fragen Sie ihn, was Sie dagegen tun können. Eine gute psychoonkologische Betreuung oder Angebote, bei denen Sie Entspannungstechniken lernen, können sehr hilfreich sein.

Nachsorgetermine – Ihre Checkliste

- Weiß ich, wo ich die Untersuchungen machen lassen kann?
- Weiß ich, wie oft ich zur Nachsorge gehen soll?
- Weiß ich, welche Ärzte zu dem Nachsorgeteam gehören, und kenne ich sie alle?
- Bin ich ausreichend darüber informiert, welche Untersuchungen bei der Nachsorge gemacht werden sollen?
- Möchte ich all diese Untersuchungen machen lassen oder vielleicht nur einige davon?
- Möchte ich die Nachsorgetermine grundsätzlich wahrnehmen?
- Soll mich jemand zu den Untersuchungen begleiten?

AUCH DIE SEELE LEIDET – UNTERSTÜTZUNG FINDEN

Körper, Seele und Geist – bei einer Krebskrankheit leidet der Mensch insgesamt. Professionelle Helfer und von der Krankheit Betroffene, die sich bundesweit in Selbsthilfegruppen organisieren, unterstützen die Patienten; jeder mit seinem eigenen Blick auf die Krankheit.

85. Was kann ich tun, um mit der seelischen Belastung fertig zu werden?

Die Diagnose Krebs zieht den meisten Menschen den Boden unter den Füßen weg. Auch wenn sie sich vielleicht einige Zeit vor der Diagnose schon unwohl gefühlt haben – damit rechnet kaum jemand oder die Möglichkeit wird verdrängt. Und so stehen sie dann meist unvermittelt einer Krankheit gegenüber, über die sie schon viel gelesen haben, von der sie wussten, dass sie auch vor Prominenten nicht Halt macht und dass junge ebenso wie alte Menschen davon betroffen sind. In den Köpfen der meisten Menschen ruft die Diagnose Krebs sofort negative Assoziationen wie Schmerzen, Leiden, Tod und Trauer hervor.

Es ist von daher nicht verwunderlich, wenn Sie ab dem Zeitpunkt des ersten Verdachts, dass Sie an Krebs erkrankt sein könnten, das Gefühl haben, ins Bodenlose zu fallen, sich hilf- und hoffnungslos fühlen. Sie sehen Ihre bisherige Lebensplanung ganz plötzlich in Frage gestellt und befürchten, dass Ihre Ziele und Wünsche keine Bedeutung mehr haben werden. Im Laufe Ihrer Behandlung werden sich die psychischen Belastungen verändern, es werden andere Aspekte in den Vordergrund treten. Dann geht es vielleicht um praktische Probleme, um Schwierigkeiten in der Partnerschaft oder in der Familie.

Auch wenn der Satz „Geteiltes Leid ist halbes Leid" abgedroschen klingt, liegt doch viel Wahres darin. Wenn Sie Ihre Sorgen und Nöte immer nur mit sich allein ausmachen, alles in sich „hineinfressen", wird sich Ihre psychische Belastung vergrößern. Vertrauen Sie sich Menschen an, mit denen Sie offen sprechen können. Ihre nächsten Angehörigen, Ihr Partner, Ihre Partnerin oder erwachsene Kinder, Geschwister oder gute Freunde haben sicher auch das Bedürfnis, mit Ihnen zu reden oder vielleicht auch gemeinsam zu weinen.

!

Niemand erwartet von Ihnen, mit einer solchen Krankheit alleine fertig zu werden. Holen Sie sich Hilfe, es gibt viele Angebote.

Wenn Sie sich jedoch lieber mit einer neutralen Person austauschen möchten oder merken, dass Sie mit der psychischen Belastung nicht fertig werden, können und sollten Sie sich professionelle Hilfe holen. In Selbsthilfegruppen können Sie sich mit anderen Betroffenen austauschen (mehr dazu in den Fragen 90 und 91) und Krebsberatungsstellen können Ihnen kompetente Experten vermitteln.

86. Was bedeutet psychoonkologische Betreuung?

Die Psychoonkologie ist eine sehr komplexe Disziplin und befasst sich damit, die seelischen, körperlichen und sozialen Einflüsse und ihre gegenseitigen Wechselwirkungen bei einer Krebserkrankung zu untersuchen. Dementsprechend sind verschiedene Berufsgruppen in eine psychoonkologische Unterstützung eingebunden: Neben Ärzten und Psychologen beziehungsweise Psychotherapeuten gehören auch speziell geschulte Ergo-, Kunst-, Musik- und Tanztherapeuten dazu, ferner Pflegekräfte, Sozialarbeiter und auch Seelsorger.

Eine psychoonkologische Betreuung soll Betroffenen umfassend dabei helfen, ihre Krankheit zu bewältigen und ihre Lebensqualität zurückzugewinnen. Wichtig ist, dass die Betroffenen die positiven Effekte der Behandlung schnell spüren.

87. Wo bekomme ich psychoonkologische Hilfe und wie finde ich Beratungsstellen?

Viele Krankenhäuser bieten mittlerweile neben der medizinischen Behandlung auch psychosoziale Beratung an. In den sogenannten Organkrebszentren, also etwa Brust- und Darmkrebszentren, ist dieses Angebot sogar Voraussetzung für die Zertifizierung.

Wenn Sie Beratung haben möchten, dann fragen Sie gezielt danach, sofern die Ärzte Sie nicht von sich aus darauf ansprechen. In Rehakliniken für Krebspatienten gehört die psychoonkologische Betreuung in aller Regel dazu. Auch in psychosozialen Krebsberatungsstellen stehen psychoonkologische Experten zur Verfügung.

- Ambulante Beratungsangebote und Kontaktadressen finden Sie bei der Deutschen Arbeitsgemeinschaft für psychosoziale Onkologie, kurz dapo, unter www.dapo-ev.de/adressen.html.
- Ein Verzeichnis mit Kontaktdaten der psychosozialen Krebsberatungsstellen finden Sie beim Krebsinformationsdienst unter www.krebsinformationsdienst.de.
- Der Krebsinformationsdienst ist unter der kostenlosen Telefonnummer 0800 4203040 zu erreichen.
- Persönliche Beratung erhalten Sie auch beim INFONETZ KREBS der Deutschen Krebshilfe und Deutschen Krebsgesellschaft unter der kostenlosen Telefonnummer 0800 80708877.

88. Wie lange dauert eine psychoonkologische Unterstützung?

Diese Frage lässt sich so allgemein nicht beantworten. Zum einen hängt es davon ab, wie sehr Sie sich durch Ihre Erkrankung belastet fühlen. Zum anderen kommt es darauf an, welche Behandlungsangebote Sie annehmen, und vor allem, wie schnell sie Ihnen helfen. Bei manchen Kranken sind bereits ein paar Stunden ausreichend; andere benötigen über einen längeren Zeitraum Unterstützung.

89. Wer übernimmt die Kosten für die psychoonkologische Hilfe?

Die Beratung in psychosozialen Krebsberatungsstellen, während des Krankenhausaufenthaltes oder in der Reha ist über die Leistungen der gesetzlichen Krankenkassen abgedeckt. Ihre gesetzliche Krankenkasse übernimmt unter Umständen auch die Kosten für eine psychoonkologische Behandlung. Lassen Sie sich beraten.

90. Was kann ich von einer Selbsthilfegruppe erwarten?

!

Selbsthilfegruppen sind wichtige Anlaufstellen für Krebspatienten.

Professionelle psychologische oder psychoonkologische Unterstützung ist nur eine Möglichkeit, wie Sie Ihre innere Stabilität wiederfinden können. Eine andere ist, auf den Erfahrungsschatz von anderen Betroffenen zurückzugreifen. Viele tausend Menschen in Deutschland haben sich in Selbsthilfegruppen zusammengeschlossen, auch zu Krebs-Selbsthilfegruppen.

Bundesweit tätige Gruppen gibt es für Menschen mit Brustkrebs bzw. erblichem Brustkrebs, Bauchspeicheldrüsenkrebs, Darmkrebs, Kehlkopfkrebs, Prostatakrebs, Blasenkrebs, Schilddrüsenkrebs und Leukämie. Die Mitglieder der Gruppen arbeiten alle ehrenamtlich und sind kompetente Ansprechpartner, da sie selbst betroffen sind. Bei den (regelmäßigen) Gruppentreffen tauschen sie Erfahrungen aus, beraten andere Erkrankte, laden zu medizinischen Vorträgen durch ausgewiesene Experten ein und helfen auch bei sozialrechtlichen Problemen. Wenn Sie zum Beispiel Unterstützung bei Ihrem Antrag auf Schwerbehindertenausweis oder beim Umgang mit Behörden benötigen, finden Sie in einer Selbsthilfegruppe Menschen, die Ihnen dabei helfen können.

Besonders intensive Erfahrungen haben diese Gruppen natürlich bei den psychischen und seelischen Belastungen einer Krebsdiagnose. Sie können Ihre Probleme sehr gut nachvollziehen.

Im übergeordneten Sinn verstehen sich Krebs-Selbsthilfegruppen auch als politisches Sprachrohr für krebskranke Menschen, um die medizinische und psychosoziale Versorgung zu verbessern. In der Tat haben sie dafür gesorgt, dass die Bedürfnisse von Patienten in der Öffentlichkeit deutlicher wahrgenommen werden. „Sie erarbeiten gemeinsame gesundheitspolitische und soziale Positionen und vertreten sie in der Öffentlichkeit. Sie bringen die Patientensicht in die fachmedizinischen Diskussionen ein und bekämpfen Defizite in allen Versorgungsbereichen", heißt es auf der Internetseite des Hauses der Krebs-Selbsthilfe in Bonn.

91. Wie kann ich Kontakt zu Selbsthilfegruppen aufnehmen?

Vielfach finden Sie Broschüren oder Plakate und die Kontaktdaten zu Krebs-Selbsthilfegruppen bereits im Krankenhaus. Wenn nicht, können auch der Sozialdienst der Klinik oder Ihre Ärzte Ihnen weiterhelfen.

Auf den Internetseiten des Hauses der Krebs-Selbsthilfe www.hksh-bonn.de finden Sie Informationen von zehn Selbsthilfegruppen und können dort nach Gruppen in Ihrer Nähe suchen.

Auch die Seele leidet – Ihre Checkliste

- Wie stark belastet mich meine Erkrankung psychisch?
- Kann ich mit meiner Familie, mit meinem Partner/meiner Partnerin oder guten Freunden darüber sprechen?
- Habe ich das Gefühl, dass mir diese Gespräche helfen? Oder möchte ich meine Angehörigen mit meiner Krankheit nicht noch mehr belasten?
- Weiß ich, bei wem ich professionelle Hilfe bekommen kann?
- Möchte ich mich mit anderen Betroffenen austauschen?
- Weiß ich, wie ich die passende Selbsthilfegruppe finde?

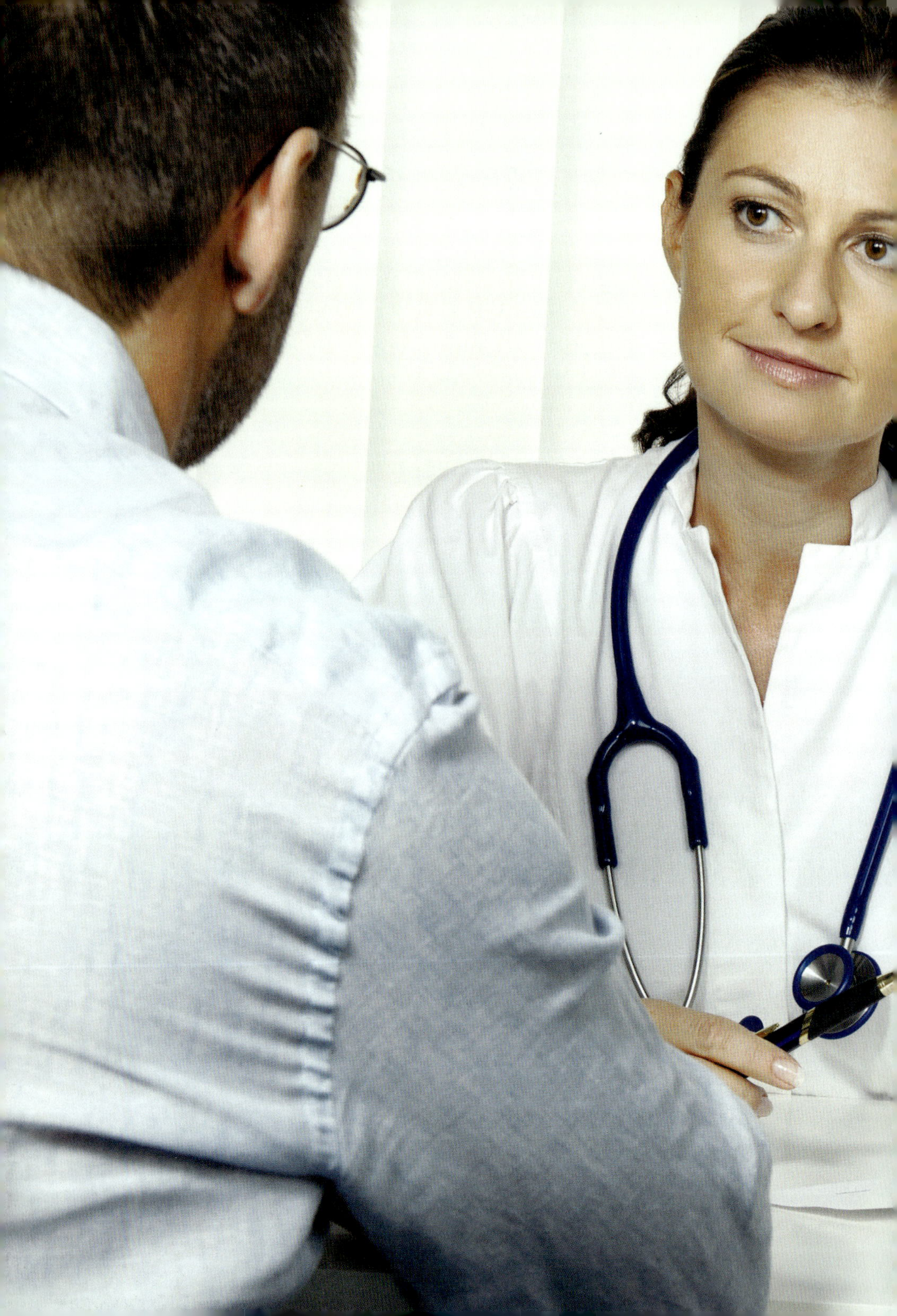

PRAKTISCHE FRAGEN

Wenn Sie krank sind, können Sie sich darauf verlassen, dass Sie medizinisch versorgt werden: Die Sozialsysteme in Deutschland sind gut. Kranken- und Pflegekassen, Sozialämter, Rentenversicherer und Rehabilitationsmaßnahmen sichern die Versorgung der Krebspatienten. Private und gemeinnützige Einrichtungen ergänzen dieses System.

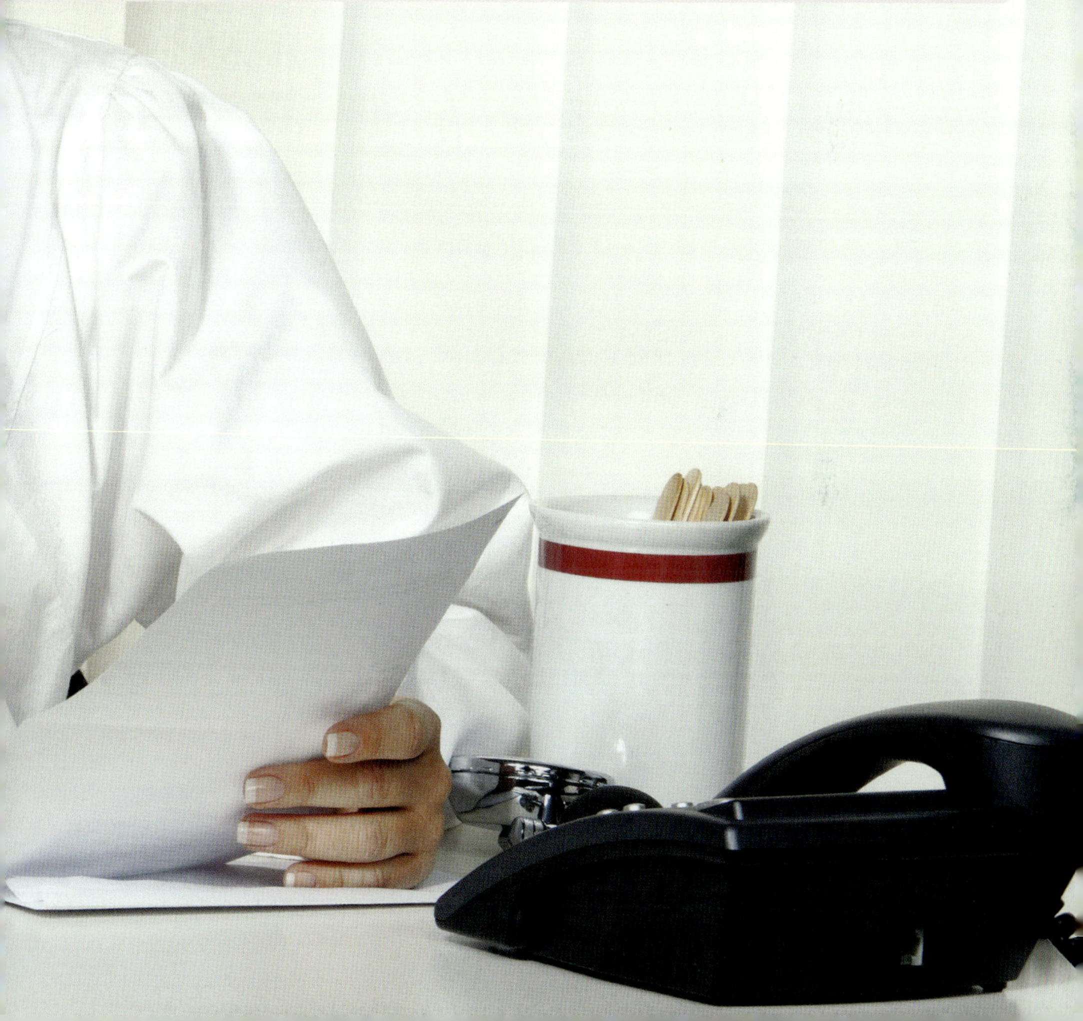

SOZIALRECHTLICHE FRAGEN – FINANZIELLE ABSICHERUNG IM KRANKHEITSFALL

Wer krank ist, muss medizinisch versorgt werden. In Deutschland sind dafür verschiedene Kostenträger zuständig wie die gesetzlichen oder privaten Krankenkassen, Pflegeversicherung und Rentenversicherung.

92. Die Therapie einer Krebserkrankung kostet viel Geld. Übernimmt meine gesetzliche Krankenkasse alle Behandlungskosten?

Wenn Sie gesetzlich versichert sind, hat der Gesetzgeber etwa 96 Prozent aller Leistungen, die die Krankenkasse übernehmen muss, vorgeschrieben. Die verbleibenden 4 Prozent kann jede Kasse individuell gestalten – etwa indem sie besondere präventive Angebote finanziert oder bestimmte komplementäre Behandlungen übernimmt. Sie können davon ausgehen, dass alle notwendigen diagnostischen Untersuchungen und therapeutischen Maßnahmen von Ihrer Krankenkasse bezahlt werden.

Auch wenn der Löwenanteil der Behandlungskosten übernommen wird, einen gewissen Eigenanteil müssen Sie leisten. Das kennen Sie vielleicht auch von anderen Erkrankungen.

Im Folgenden gebe ich Ihnen einen Überblick über die wichtigsten Zuzahlungen, die auf Sie zukommen.

Krankenhausaufenthalt

Für Ihren Aufenthalt im Krankenhaus müssen Sie pro Tag einen Eigenanteil von 10 Euro leisten, allerdings nicht unbegrenzt, sondern für maximal 28 Tage im Kalenderjahr. Müssen Sie im

Laufe eines Jahres mehrmals in die Klinik, werden die Tage addiert: Insgesamt müssen Sie allerhöchstens 280 Euro pro Jahr zuzahlen.

Haushaltshilfe

Sie haben Kinder, von denen mindestens eins noch nicht 13 Jahre alt ist? Diese müssen natürlich versorgt werden, solange Sie selbst aufgrund der Behandlung dazu nicht in der Lage sind. Wenn in Ihrem Haushalt niemand sonst lebt, der diese Aufgabe übernehmen kann, dann beantragen Sie bei Ihrer Krankenkasse eine Haushaltshilfe. Jede Kasse kann die Bedingungen, unter denen sie eine Haushaltshilfe bezuschusst, selbst festlegen, daher fragen Sie am besten direkt bei Ihrer Versicherung nach. Einen Antrag müssen Sie ohnehin beizeiten stellen.

Die Krankenkasse stellt Ihnen eine Haushaltshilfe, Sie können jedoch auch selbst jemanden vorschlagen. Wenn es jemanden außerhalb der Familie gibt, der für Sie die Versorgung der Kinder übernehmen kann, erhält diese Person einen angemessenen Betrag. In jeden Fall müssen Sie für die Haushaltshilfe zuzahlen: pro Kalendertag 10 Prozent, mindestens jedoch 5 und höchstens 10 Euro.

> **!**
> Stellen Sie den Antrag auf Haushaltshilfe vor Antritt des Krankenhaus- oder Kuraufenthaltes bzw. vor Behandlungsbeginn.

Häusliche Pflege

Sie können aus bestimmten Gründen nicht länger im Krankenhaus bleiben oder Sie können zu Hause weiterbehandelt werden? Dann kann Ihr Arzt Leistungen für häusliche Krankenpflege verordnen. Wie diese Leistungen bei Ihrer Versicherung im Detail aussehen, erfragen Sie am besten direkt. Ihre Eigenbeteiligung an der häuslichen Krankenpflege beträgt 10 Euro je Verordnung, jede Leistung müssen Sie mit 10 Prozent mittragen. Allerdings ist diese Eigenbeteiligung auf 28 Tage pro Kalenderjahr beschränkt.

!

Wichtig: Sie müssen bei der Krankenkasse vor den Fahrten einen Antrag auf Kostenübernahme stellen!

Fahrtkosten

Fahrten zur stationären Behandlung und zurück übernimmt die Krankenkasse. Dagegen werden Fahrten zu ambulanten Behandlungen grundsätzlich nicht mehr bezahlt. Ausnahme: Wenn Sie zur Chemo- oder Strahlentherapie müssen, übernimmt die Krankenkasse die Kosten. Allerdings müssen Sie auch bei den Fahrtkosten eine Zuzahlung leisten, die bei 10 Prozent liegt; und zwar mindestens 5 und höchstens 10 Euro.

Arzneimittel

Ihre Krankenkasse bezahlt jedes verschreibungspflichtige Medikament, für das Ihr Arzt Ihnen ein Rezept ausstellt. Rezeptfreie Präparate müssen Sie selbst bezahlen. Bei Krebserkrankungen gibt es bei nicht verschreibungspflichtigen Medikamenten allerdings eine Ausnahme, wenn sie zum sogenannten Therapiestandard gehören. Dann übernimmt die Krankenkasse die Kosten dafür. Ihre Zuzahlung zu den Arzneimittelkosten beträgt 10 Prozent, mindestens 5 und höchstens 10 Euro.

Heil- und Hilfsmittel

Massagen, Logo- und Physiotherapie rechnet man zu den Heilmitteln. Unter Hilfsmittel fallen zum Beispiel Prothesen, Perücken, Rollstühle, Inkontinenzeinlagen/Windeln oder Sprechhilfen – also alle Dinge, die Sie benötigen, um krankheitsbedingte Behinderungen wettzumachen.

Ihre Zuzahlung zu den Heilmitteln beläuft sich auf 10 Prozent für jede Anwendung und zusätzlich 10 Euro für die ärztliche Verordnung.

Hilfsmittel müssen Sie ebenfalls zu 10 Prozent selbst tragen, mindestens 5 und höchstens 10 Euro. Handelt es sich um Produkte, die verbraucht werden, zum Beispiel Einlagen oder Windeln, gilt ebenfalls die 10-Prozent-Regelung bei einem Höchstbetrag von 10 Euro monatlich.

93. Ich bin finanziell nicht so gut gestellt. Kann ich für die Zuzahlungen eine Sonderregelung bekommen?

!

Für finanzielle Fragen rund um die Krebsbehandlung sind Selbsthilfegruppen kompetente Ansprechpartner.

Die Behandlung einer Krebserkrankung erstreckt sich über einen langen Zeitraum und bedeutet für die Betroffenen meist auch finanzielle Belastungen. Zum einen fallen die beschriebenen Zuzahlungen an; zum anderen reduziert sich oft das Einkommen, weil statt des normalen Gehaltes nur noch das Krankengeld zur Verfügung steht.

Doch Sie müssen die Zuzahlungen nicht unbegrenzt leisten, die Belastungsgrenze liegt bei 2 Prozent des jährlichen Bruttoeinkommens der ganzen Familie. Dabei werden die Zuzahlungen aller Familienmitglieder, die in diesem Haushalt leben, in die Berechnung einbezogen. Von diesem Betrag werden wiederum Freibeträge für jedes Familienmitglied im Haushalt abgezogen. Daraus errechnet sich die sogenannte Belastungsgrenze.

Für chronisch schwer kranke Menschen reduziert sich die Belastungsgrenze auf 1 Prozent. Um als chronisch krank anerkannt zu werden, müssen eine ganze Reihe von Bedingungen und Auflagen erfüllt werden. Bitte lassen Sie sich dazu von Ihrer Krankenkasse beraten.

94. Welche sonstigen finanziellen Hilfsmöglichkeiten gibt es?

Auch wenn die sozialen Absicherungssysteme in Deutschland ein solides Fundament bieten: Unvorhergesehene Ausgaben können die Betroffenen und ihre Familien vor Probleme stellen, die gelöst werden müssen. Für solche finanziellen Notlagen gibt es verschiedene karitative Stellen, an die Sie sich wenden können. Beim Diakonischen Werk der Evangelischen Kirche in Stuttgart oder dem Deutschen Caritasverband in Freiburg können Sie sich erkundigen, wie und wofür Sie am besten Hilfe bekommen können. Neben diversen Stiftungen gibt es auch den Härtefonds der Deutschen Krebshilfe für einmalige Zuschüsse. Die Antragsformulare finden Sie unter www.krebshilfe.de/wir-helfen/haertefonds.html.

95. Ich habe gehört, Krebspatienten können einen Schwerbehindertenausweis bekommen. Welche Vorteile habe ich davon?

In den ersten fünf Jahren nach der Diagnose oder Primärtherapie einer Krebserkrankung können Krebskranke einen Schwerbehindertenausweis bekommen. Mit einem solchen Ausweis lassen sich natürlich nicht alle physischen und psychischen Beeinträchtigungen beheben, aber es sind einige Erleichterungen und Vergünstigungen damit verbunden, die von Vorteil sein können. Dazu gehören unter anderem ein erweiterter Kündigungsschutz und höherer Urlaubsanspruch bei Ihrem Arbeitgeber, verschiedene Steuererleichterungen zum Beispiel bei der KFZ-Steuer sowie finanzielle Vergünstigungen bei der Benutzung von öffentlichen Verkehrsmitteln, bei Eintrittspreisen in Museen und öffentlichen Einrichtungen.

Den Antrag auf einen Schwerbehindertenausweis stellen Sie beim Versorgungsamt, die Adresse erfragen Sie bei Ihrer Stadtverwaltung oder finden Sie im Internet unter www.versorgungsaemter.de. Sie können den Antrag auch zunächst formlos stellen.

96. Ich möchte wieder berufstätig sein, kann aber noch nicht wieder ganze Tage arbeiten. Was kann ich tun?

Zurück in den Beruf, die Welt der Krankheit zumindest ein wenig hinter sich lassen: Viele Krebskranke haben diesen Wunsch früher oder später. Es kann allerdings sein, dass Sie einer Vollzeittätigkeit noch nicht wieder gewachsen sind. Dann gibt es die Möglichkeit, dass Sie schrittweise anfangen zu arbeiten. Das sogenannte Hamburger Modell sieht vor, dass Sie – nach Bescheinigung durch Ihren Arzt – Ihre Arbeitszeit in Absprache mit Ihrem Arbeitgeber langsam steigern, und zwar über einen Zeitraum von sechs Wochen bis hin zu sechs Monaten. Sie sind während dieser Zeit weiterhin krankgeschrieben. Wenn Sie merken, dass Ihnen selbst dieser stufenweise Wiedereinstieg zu viel ist, können Sie die Vereinbarung mit Ihrem Arbeitgeber vorzeitig beenden; dieser hat allerdings ebenfalls das Recht dazu.

Sollte Ihre Erkrankung dazu führen, dass Sie die Anforderungen Ihres bisherigen Arbeitsplatzes auf Dauer nicht mehr erfüllen können, sollen die „Leistungen zur Teilhabe am Arbeitsleben“ dafür sorgen, dass für Sie eine berufliche Alternative gefunden wird. Daran beteiligen sich Fachleute der Agentur für Arbeit oder des Rentenversicherungsträgers, Rehaberater und auch Ihr Arbeitgeber. Denkbar sind zum Beispiel Maßnahmen zur beruflichen Aus- und Weiterbildung oder auch die Suche nach einem für Sie geeigneten anderen Arbeitsplatz innerhalb Ihres Unternehmens.

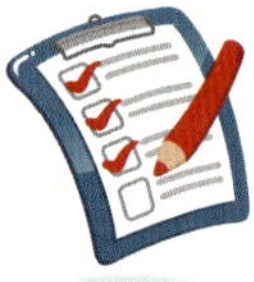

Sozialrechtliche Fragen – Ihre Checkliste

- Weiß ich, welche finanzielle und praktische Unterstützung ich während der Therapie bekommen kann?
- Weiß ich, welche Kosten, die im Rahmen meiner Behandlung anfallen, von mir zu tragen sind?
- Übersteigen die Kosten das, was ich schaffen kann?
- Kenne ich Stellen, an die ich mich in diesem Fall wenden kann?
- Möchte ich einen Schwerbehindertenausweis beantragen?
- Möchte ich wieder anfangen zu arbeiten? Und wenn ja, wann?
- Fühle ich mich meinen bisherigen beruflichen Aufgaben gewachsen?
- Weiß ich, wer mich bei der beruflichen Wiedereingliederung beraten kann?

FÜR DIE ANGEHÖRIGEN UND FREUNDE – MITBETROFFENE HELFER

Eine Krebserkrankung trifft immer die ganze Familie, und auch Freunde sind auf ihre eigene Art betroffen. Viele wollen dem Kranken helfen, oft wissen sie nicht genau, wie sie es angehen sollen.

97. Wie kann ich als Angehöriger oder Freund den Kranken unterstützen?

Sobald Sie von der Diagnose Ihres Verwandten, Ihrer Freundin oder Ihres Freundes gehört haben, wird dies eine der ersten Fragen sein, die Sie sich stellen. In der Tat wird wohl jeder Betroffene froh sein, wenn er mit seiner Krankheit nicht allein fertig werden muss.

Ihre Unterstützung wird sich mit den verschiedenen Phasen der Erkrankung verändern: Anfangs sind Sie vielleicht damit beschäftigt, Informationen über die Krankheit und ihre Behandlung, über die richtige Klinik und verschiedene Hilfsangebote zu sammeln. Während der Therapie kann Ihr Beitrag zum Beispiel darin bestehen, dass Sie den Betroffenen besuchen oder bei ihm oder ihr zu Hause während des Aufenthalts im Krankenhaus oder in der Reha ganz praktische Hilfestellung leisten. Auch später, wenn die Akutbehandlung abgeschlossen ist, können praktische Belange im Vordergrund stehen.

Von Anfang an und in jeder Krankheitsphase wird Ihre psychisch-emotionale Unterstützung für den Kranken ganz außerordentlich wichtig sein. Die Diagnose zu verarbeiten, die vielleicht sehr überraschend gekommen ist, ist eine große Herausforderung für alle Beteiligten. Während der Behandlung gilt es, eventuell auftretende Nebenwirkungen gemeinsam zu überstehen, dem Betroffenen die Sorge um die Familie zu Hause zu nehmen, vor allem aber die Prognose der Erkrankung zu bewältigen. Letzteres wird umso schwieriger sein, je ungünstiger die Aussicht auf Heilung ist. Später sind dann die bevorstehenden Nachsorgetermine immer wieder Zeiten, in denen Ihre Unterstützung besonders notwendig ist.

!

Helfen Sie auf die Weise, die Ihnen entspricht. Der Kranke braucht seelische, emotionale und auch praktische Unterstützung.

Hilfe für die Helfenden

Sie werden feststellen, dass die Begleitung eines an Krebs erkrankten Menschen für Sie in doppelter Hinsicht schwierig ist: Zum einen möchten Sie ihm helfen und ihm das Gefühl geben, dass – wie ein altes Sprichwort sagt – geteiltes Leid nur noch halbes Leid ist. Zum anderen haben Sie sicher selbst manchmal das Bedürfnis nach Hilfe, denn natürlich belasten die Erkrankung und das Leiden eines Ihnen nahestehenden Menschen auch Sie. Zur rein seelischen Bürde kommen vielleicht zusätzlich körperliche Anstrengungen, wenn Sie zum Beispiel von dem Erkrankten häusliche Pflichten übernehmen müssen, für die er oder sie bisher zuständig gewesen ist.

!

Überfordern Sie sich nicht. Wenn Sie sich aufopfern und darüber selbst krank werden, hilft das niemandem.

Damit Sie diese Herausforderungen bewältigen können, ohne dabei selbst auf der Strecke zu bleiben, brauchen Sie Pausen und Ruhephasen. Überfordern Sie sich nicht, denn damit ist weder Ihnen noch dem Kranken gedient. Vernachlässigen Sie Ihre Hobbys nicht, machen Sie Sport, gehen Sie mit Freunden ins Kino oder zum Essen. Sie benötigen diese „Auszeiten" von der Krankheit, um wieder Kraft für die weitere Begleitung Ihres Angehörigen oder Freundes zu tanken, und Sie brauchen deswegen kein schlechtes Gewissen zu haben.

Es kann sein, dass Sie trotz allem merken, dass Sie mit diesen Belastungen nicht allein fertig werden. Als Angehöriger eines Krebspatienten können Sie dann in die psychoonkologischen Beratungsangebote einbezogen werden. Oder Sie erkundigen sich bei einer Krebsberatungsstelle in Ihrer Nähe nach psychotherapeutischer Unterstützung. Wachsen Ihnen die alltäglichen praktischen Aufgaben über den Kopf, können Sie sich an karitative Einrichtungen wenden oder bei der Krankenkasse des Erkrankten um Hilfe nachfragen.

Zum Schluss noch zwei Ratschläge: Lassen Sie hin und wieder „alle fünfe gerade sein". Es muss nicht alles sofort gemacht werden, alle zufriedenstellen und perfekt sein. Sie werden sehen, dass diese Einstellung Ihren Stress reduziert und trotzdem nicht gleich die Welt untergeht. Blocken Sie außerdem nicht immer ab, wenn der Kranke wieder ein paar Aufgaben übernehmen möchte, die Sie ihm noch nicht zutrauen oder zumuten möchten. Ihm tut es gut, wenn er merkt, dass er wieder einen Beitrag im Familienhaushalt leisten kann, und Sie entlastet es.

Für die Angehörigen und Freunde – Ihre Checkliste

- Weiß ich, wobei ich dem Betroffenen am ehesten helfen möchte und kann?
- Weiß ich, wo ich seriöse Informationen über die Krankheit bekomme?
- Weiß ich, welche Unterstützung der Betroffene wirklich benötigt und haben möchte?
- Wie viel Zeit kann ich für die Unterstützung aufbringen?
- Wie viel physische und psychische Energie kann ich für die Unterstützung aufbringen?
- Habe ich ein schlechtes Gewissen, wenn ich mir auch einmal Zeit für mich selbst nehme?
- Wie stark belastet mich selbst die Erkrankung meines Partners/ meiner Freundin?
- Kann ich den Gedanken zulassen, dass meine Partnerin/mein Freund nicht wieder gesund wird?
- Habe ich das Gefühl, dass ich selbst professionelle Hilfe brauche, weil mich die Krankheit meines Partners psychisch so sehr belastet?
- Weiß ich, an wen ich mich in diesem Fall wenden kann?
- Weiß ich, wo ich Unterstützung für den praktischen Alltag bekommen kann?

!

Helfen Sie, aber lassen Sie auch helfen. Informieren Sie sich über die verschiedenen Möglichkeiten.

WENN ELTERN KREBSKRANK WERDEN – KINDER INFORMIEREN

Eltern sind das „Vertrauens- und Versorgungsschiff“ für ihre Kinder. Können die Erwachsenen diese Aufgaben nicht mehr erfüllen, müssen Kinder wissen, warum dies so ist, damit sie das Vertrauen in die Eltern nicht verlieren. Mit ihrer feinen Antenne für Veränderungen in ihrem Umfeld registrieren sie ohnehin, dass etwas nicht in Ordnung ist.

98. Soll ich meinem Kind sagen, dass ich Krebs habe?

> **!**
>
> Sagen Sie Ihrem Kind, was los ist. Es wird mit der Wahrheit besser klarkommen als mit Geheimnistuerei.

Wenn Sie an Krebs erkrankt sind, fällt es Ihnen wahrscheinlich vor allem am Anfang nicht leicht, mit Ihrem Partner, mit Angehörigen oder Freunden über die Krankheit zu sprechen – mit Ihrem Kind oder Ihren Kindern ist es ungleich viel schwerer.

Vielleicht möchten Sie Ihr Kind am liebsten gar nicht damit belasten, dass Sie krank sind. Oder Sie glauben, dass es noch nicht groß genug ist, um eine solche Nachricht zu verarbeiten. Aber Kinder jeden Alters haben ein ganz feines Gespür dafür, dass etwas nicht in Ordnung ist. Denn selbstverständlich verhalten Sie sich anders als früher, sind wahrscheinlich bedrückt, manchmal ungeduldig oder unkonzentriert oder Sie weinen. Wenn Kinder den Grund dafür nicht erfahren, besteht die Gefahr, dass sie dieses veränderte Verhalten auf sich beziehen und glauben, sie seien schuld daran, hätten irgendetwas falsch gemacht.

Gehen Sie also lieber offen mit Ihrer Krankheit um: Sagen Sie Ihrem Kind, warum Sie so verändert sind, dass Sie bald für eine

Weile ins Krankenhaus müssen, vielleicht die Haare verlieren oder sich sonst äußerlich verändern. Natürlich müssen Sie diese Informationen altersgerecht vermitteln und dürfen Ihr Kind auch mit der Menge an Informationen nicht überfordern. So wie Sie Zeit brauchen, sich an die neue Situation zu gewöhnen, geht es auch Kindern. Ansonsten zeigen Sie Ihrem Kind, dass Sie es lieb haben. Schmusestunden und viel körperliche Nähe sind ein guter Ersatz für Herumtoben oder andere anstrengende Aktivitäten, die für Sie im Moment nicht in Frage kommen.

Sie sollten aber ein wachsames Auge darauf haben, ob Ihr Kind grundlegend andere Verhaltensweisen zeigt, zum Beispiel plötzlich wieder ins Bett macht, besonders aggressiv oder besonders in sich gekehrt ist oder die Schule schwänzt. Diese Rückmeldungen können und sollten Ihnen auch die Personen geben, die tagsüber oft mit dem Kind zusammen sind. Bei Bedarf müssen Sie dann professionelle Hilfe holen.

99. Was kann ich für mein Kind tun, wenn ich im Krankenhaus bin?

Wenn Sie als vertraute Bezugsperson für eine Weile nicht zu Hause sein können, ist es für Ihr Kind besonders wichtig, dass eine andere Person regelmäßig als Ansprechpartner da ist. Darüber hinaus lässt sich sicher mithilfe der Familie und des Freundeskreises eine Art Betreuungsnetz aufbauen, sodass Ihr Kind sich trotz Ihrer Abwesenheit nicht allein gelassen fühlt.

Informieren Sie vorab die Lehrer und/oder den Kindergarten über die veränderte Situation. Damit können die Erzieher eventuell veränderte Verhaltensweisen des Kindes einordnen. Außerdem müssen sie wissen, dass Ihr Kind vielleicht von einer anderen Person abgeholt wird (wahrscheinlich müssen Sie diese Information schriftlich hinterlegen oder eine Vollmacht ausstellen).

Für die rein hauswirtschaftliche Routine haben Sie die Möglichkeit, eine Haushaltshilfe zu bekommen (siehe Frage 92).

100. Ich bin alleinerziehend und meine Erkrankung ist nicht mehr heilbar. Wie kann ich für mein Kind vorsorgen?

Sollte wirklich die schwierige Situation eintreten, dass Ihre Erkrankung weit fortgeschritten und eine Heilung nicht mehr möglich ist, wird Ihre große Sorge natürlich Ihrem Kind oder Ihren Kindern gelten. Es ließe sich unendlich viel zu diesem Thema schreiben, wobei Ihre individuelle familiäre Situation ausschlaggebend ist. Einer der wichtigsten Ratschläge ist: Setzen Sie sich beizeiten mit Angehörigen oder engen Freunden zusammen und überlegen Sie gemeinsam, bei wem Ihr Kind nach Ihrem Ableben aufwachsen kann. Ganz wichtig ist, dass bei dieser Frage der Wunsch Ihres Kindes berücksichtigt werden sollte. Welche bürokratischen Hürden Sie nehmen müssen, kann Ihnen das Jugendamt in Ihrer Stadt sagen. Erfahrene Ansprechpartner finden Sie auch beim Verein „Hilfe für Kinder krebskranker Eltern e.V." oder bei „Flüsterpost e.V."

Wie Sie den Abschied von Ihrem Kind gestalten können, wie Sie für Ihre Kind oder Ihre Kinder Erinnerungen an Sie vorbereiten können, das lässt sich nicht allgemein und daher nicht in diesem Rahmen erläutern. Das hängt sehr stark vom Alter der Kinder ab, von Ihrer Familiensituation und nicht zuletzt von Ihrer Persönlichkeit.

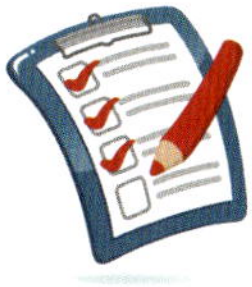

Wenn Eltern krebskrank werden – Ihre Checkliste

- Weiß mein Kind schon, dass ich krank bin?
- Wenn nicht: Wann werde ich mit ihm darüber sprechen?
- Wie und wo werde ich dieses Gespräch führen?
- Habe ich mir schon überlegt, was mein Kind begreifen kann und was noch nicht?
- Wer versorgt die Familie, während ich im Krankenhaus oder in der Reha bin?
- Müssen dafür Anträge bei der Krankenkasse gestellt werden?
- Habe ich daran gedacht, die Schule oder den Kindergarten zu informieren?
- Muss ich irgendwelche Vollmachten ausstellen?
- Weiß ich, an welche Institutionen oder Behörden ich mich wenden kann, wenn es keine Angehörigen oder Freunde gibt, die für die Kinder sorgen können, wenn ich im Krankenhaus bin?
- Habe ich mir Gedanken darüber gemacht, wer sich um die Kinder kümmern kann, wenn ich nicht mehr gesund werde?
- Weiß ich, an welche Institutionen oder Behörden ich mich in diesem Fall wenden muss?
- Wie kann ich den Kindern die Erinnerung an mich bewahren?

ANHANG

Weiterführende Adressen

Bei den nachfolgend genannten Institutionen können Sie detaillierte Informationen zum Thema Krebs bekommen oder sich individuell beraten lassen. Selbstverständlich ist dies nur eine kleine Auswahl an Adressen.

Krebsinformationsdienst des Deutschen Krebsforschungszentrums
Telefon: 0800 4203040
(täglich 8 bis 20 Uhr)
krebsinformationsdienst@dkfz.de
www.krebsinformationsdienst.de

Deutsche Krebsgesellschaft e.V.
Kuno-Fischer-Str. 8
14057 Berlin
Telefon: 030 32293290
service@krebsgesellschaft.de
www.krebsgesellschaft.de

Deutsche Krebshilfe e.V.
Buschstraße 32, 53113 Bonn
Telefon: 0228 729900
deutsche@krebshilfe.de
www.krebshilfe.de

In der Reihe „Die blauen Ratgeber" bietet die Deutsche Krebshilfe kostenlose Broschüren zu vielen Themen an.

INFONETZ KREBS
Telefon 0800 80708877
(Montag bis Freitag 8 bis 20 Uhr)
krebshilfe@infonetz-krebs.de
www.infonetz-krebs.de

Haus der Krebs-Selbsthilfe
Thomas-Mann-Str. 40
53111 Bonn
Telefon: 0228 338890
www.hksh-bonn.de

Unabhängige Patientenberatung Deutschland
Littenstraße 10
10179 Berlin
Telefon: 0800 0117722
(Montag bis Freitag 10 bis 18 Uhr)
www.upd-online.de

Hilfe für Kinder krebskranker Eltern e.V.
Güntherstr. 4a
60528 Frankfurt/Main
Telefon: 069 67724504
hkke@hilfe-fuer-kinder-krebskranker-eltern.de
www.hilfe-fuer-kinder-krebskranker-eltern.de

Flüsterpost e.V.
Unterstützung für Kinder krebskranker Eltern
Kaiserstraße 56
55116 Mainz
Telefon: 06131 5548798
(Montag bis Donnerstag 10 bis 17 Uhr, Freitag 9 bis 11 Uhr)
info@kinder-krebskranker-eltern.de
www.kinder-krebskranker-eltern.de

Institut für Qualität und Wirtschaftlichkeit im Gesundheitswesen
Patientenportal
www.gesundheitsinformation.de

Register

Alternative Verfahren 79–81
Angehörige 130
Anschlussheilbehandlung (AHB) 96
– Kosten 98
Anschlussrehabilitation (AR) 96

Behandlung 30
– individuelle 35, 37
Behandlungsempfehlung 37
Behandlungskosten 124
Behandlungsmöglichkeiten 43
Behandlungsplan 34
Bestrahlungsverfahren 56
Bildgebende Verfahren 22
Biopsie 22

Chemotherapie 46–54
– Ablauf 49
– Dosierung 50
– hochdosiert 48
– Krankenhausaufenthalt 54
– Nebenwirkungen 51–54
– Wirkung 46–47

Diagnose 30

Ernährungsberatung 103
Erschöpfung 71

Fatigue 71–74
Finanzierung 124–128

Gewebeentnahme 22

Hormone, 65
Hormontherapie 64–66
– Nebenwirkungen 66
Hospiz 87–89
– Aufnahmekriterien 87

Immuntherapie 69

Kinder krebskranker Eltern 134–137
Klinische Studien 90–93
– Pflichten 92
– Risiken 92
– Vorteile 92
Krankenhaus, Qualität 31–33
Krebs, Behandlung 30
– Grundlagen 14
– Häufigkeit 16
– Kinderwunsch 41
– Operation 44
– Schmerzen 75
– Standardbehandlung 43
– Ursachen 17
– Verdacht 20
– Vererbbarkeit 18
– Wartezeit 23
Krebsarten, Häufigkeit 16
Krebszentren 31

Laboruntersuchungen 22
Leitlinien 38
Müdigkeit 71

Nachsorge 96
- Ernährung 101
- Sport 104–107
Nachsorgekliniken 97
Nachsorgetermine 111–116
Neue Medikamente 67

Onkologische Zentren 31
Operation, Nebenwirkungen 46
- Risiken 45
Organkrebszentren 32

Palliativbehandlung 86
Palliativstation 84–86
Patientenleitlinien 40
Psychoonkologische Betreuung 118

Schmerztherapie 75–78
Seelische Belastung 116
Selbsthilfegruppen 120
Sexualität 107–109
Strahlentherapie 55–63
- Anwendung 55
- Krankenhausaufenthalt 63
- Nebenwirkungen 60–62
- Verfahren 56
- Wirkung 56

TNM-Klassifikation, 35f.
Tumormarker 113

Untersuchungen, vorbereitende 34
- weiterführende 21
Untersuchungsergebnisse, Verlässlichkeit 25

Vererbung 18

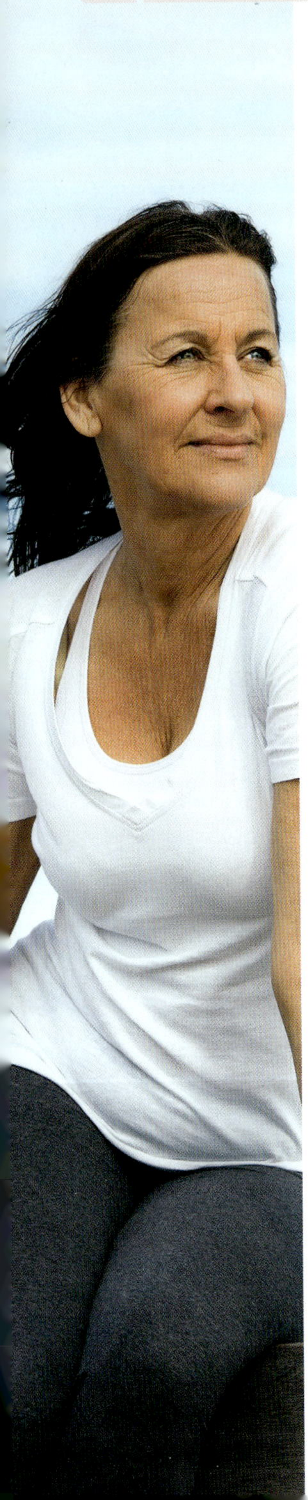

Bibliografische Information der Deutschen Nationalbibliothek
Die Deutsche Nationalbibliothek verzeichnet diese Publikation in der deutschen Nationalbibliografie; detaillierte bibliografische Daten sind im Internet über http://dnb.ddb.de/ abrufbar.

ISBN 978-3-89993-860-9 (Print)
ISBN 978-3-8426-8607-6 (PDF)
ISBN 978-3-8426-8622-9 (EPUB)

Fotos:
Titelfoto: Igor Mojzes – 123rf.com
Fotolia.com: benik.at S. 2/3; marog-pixcells S. 27; RB-Pictures S. 28/29; Gina Sanders S. 122/123
123rf: Dieter Hawlan: 4, 10; HONGQI ZHANG: 12/13; ochikosan: 20, 26, 33, 42, 82, 89, 93, 99, 110, 116, 121, 130, 133, 137; Pat Olson: 21; Cathy Yeulet: 94/95; Robert Bayer: 144

Hans-Böckler-Allee 7, 30173 Hannover
www.schluetersche.de

Lektorat: Annette Gillich-Beltz, Essen
Layout: Groothuis, Lohfert, Consorten, Hamburg
Covergestaltung: Kerker + Baum Büro für Gestaltung, Hannover
Satz: Die Feder, Konzeption vor dem Druck GmbH, Wetzlar
Druck und Bindung: Grafisches Centrum Cuno GmbH & Co. KG, Calbe